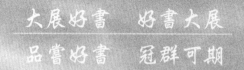

大展好書　好書大展
品嘗好書　冠群可期

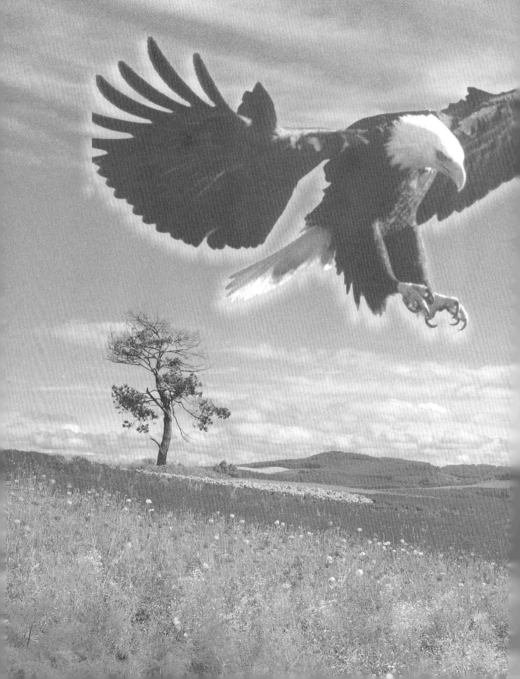

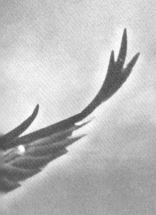

大展好書　好書大展
品嘗好書　冠群可期

中醫保健站：20

銀杏藥用保健美容良方

蔡其武
蔡薈梅　編著

大展出版社有限公司

前 言

　　銀杏（Ginkgo biloba L.）原名鴨腳，又名白果，是我國獨有的古老樹種，是中華民族古老歷史、古老人文的象徵。在遠古時代，銀杏曾一度形成浩瀚的森林，覆蓋地球大部分地區，直到1.5億年前的第四紀冰川來臨後才衰落。

　　經過第四紀冰川後，銀杏樹的近緣植物50多種，在世界上其他地方均已絕跡，僅在我國幸免於難，歷盡滄桑，成爲一科一屬一種的特殊植物，保存了下來，被譽爲舉世聞名的「活化石」，植物界的「大熊貓」，至今仍基本保持了1.5億年前的生態特徵，而在形態上也很少改變，這種頑強的適應能力，實屬罕見。因此，有人說銀杏是一種不可思議的樹種。

　　銀杏又稱長壽樹，「千年人代驚彈指，獨有參天鴨腳存」。30年生，300年興，3000多年仍能抽枝和結實。目前壽命最長的已達4000餘年。它如此堅強的抗衰老特性，不能不說帶有一定的神秘色彩，而備受人們的關注。

　　銀杏的超強生命力，是任何其他樹種不能比擬的。即使遭雷擊火燒，仍能枯木逢春，恢復生機。1945年，日本廣島原子彈爆炸後，爆炸中心的其他樹種毀於一旦，唯獨一棵銀杏存活下來，第三年春又萌

芽繼續生長，因此被稱為神奇植物。

從藥用角度，銀杏中的重要有效成分銀杏內脂類迄今尚未發現存在於其他任何植物中，當然，更重要的是銀杏具有獨特的生理作用和治療價值。這是它受到人們特殊重視的原因。

隨著經濟發展，科學進步，人們對銀杏的認識越來越高，銀杏的食用價值，藥用價值，觀賞價值，人文價值，文物價值，生態價值越來越受到重視。「希望能更加愛慕你的一天終於來到了」。正如宋健先生在 1997 年召開的，97 銀杏國際研究會上所說的那樣，「銀杏是神奇的大自然賜予的人類的寶貴財富，這一珍貴的物種在經歷了 1.5 億年的滄桑輪迴之後，在現代科學技術的作用之下，正煥發出蓄積已久的光彩，服務於人類的健康與文明」。

為了開發利用優勢銀杏資源，發揚我國傳統醫學，使廣大群眾進一步了解銀杏的醫療保健作用，運用銀杏來防病治病，我們廣泛收集了銀杏開發及古代和現代有關銀杏防治疾病的大量文獻資料，經整理分析，並結合多年進行的銀杏開發利用調查研究、食品檢測和食品質量管理的實踐，撰寫成《銀杏藥用保健美容良方》一書，我們希望藉由本書介紹，使大家了解銀杏，得益於銀杏，共同健康長壽。

本書第一章、第三章、第五章、第九章、附篇由蔡其武撰寫；第二章、第四章、第六章、第七章、第八章由蔡薔梅撰寫。書中內容較為豐富，有四大特點：

1.全面。即內容全面。本書共九章，內容包括銀杏藥用價值及其開發利用現狀與前景，銀杏的化學成分，銀杏的藥理作用，銀杏中藥製劑的研製與開發，銀杏藥膳，銀杏保健（功能）食品，銀杏保健（功能）飲料，銀杏美容；附篇內容爲銀杏其他開發利用。其中每一配方的功效、適應證、製作方法均作了科學說明，重點突出。

2.多用。即多種用途，集銀杏的食用、保健、藥用、材用、綠化、觀賞爲一體。銀杏的果、葉、皮都有很高的應用價值，目前已開發的有三品（保健食品、化妝品、衛生製品）、三藥（醫藥、獸藥、農藥）、三料（飲料、飼料、肥料）等。本書比較突出地反映了銀杏綜合開發利用的特點。

3.結合。即多學科的結合，從本書編寫內容來看，既有傳統醫學對食物、中藥性能和保健食品作用的認識，及傳統銀杏中藥和保健食品配方，又有現代研究內容，包括營養學、藥化學、藥理學、產品質量管理學等研究成果，使保健食品等開發與中醫學、中藥學與現代醫學緊密結合起來。

4.實用。即內容實用，本書內容有很強的針對性，主要適用於中老年心腦血管及呼吸系統等慢性病患者和亞健康人群，在營養調節、改善機能、強身健體時作爲參考書。

本書既適合廣大群眾閱讀，也可供中西醫工作者和研究人員參考。由於銀杏保健（功能）食品適應證因人而異，需要「辨證施食」，在選用書中配方時應

向中醫師咨詢，不可濫用。本書內容涉及面較廣，由於編者知識的局限，其中不妥，甚至錯誤之處，懇請讀者及有關專家指正。

在本書編寫過程中，安徽中醫學院姚宗凡教授提出了很多寶貴意見和建議，筆者對姚教授，並對本書中引用的有關資料的作者，一並致謝。

編者

銀杏藥用保健美容良方

目 錄

參蛤麻杏膏／三仁一葉膏／消喘膏／冬令咳喘膏／百咳
寧片／喘寧三號／白果瓜蔞片／白果複方霧劑／白果霧
化劑／咳喘素沖劑／肺通沖劑／哮喘沖劑／白果露／哮
喘寧合劑／喘咳寧膠囊

扇面梅花果／白果蓮子蒸雞／紅炒羅漢齋／白果燒雞／黃芪白果蒸雞／白果燴雞／白果炒雞片／白果爆雞丁／補肺白果烏骨雞／白果枸杞蒸烏雞／白果苡仁燉烏雞／白果蓮子燉烏雞／白果烏雞／寶燉乳鴿／白果蒸雞蛋／四仁蛋花／山慈姑白果煮雞蛋／白果馬齒莧雞蛋／白果香菇蓮子八寶鴨／神仙鴨／白果燉白鴨／白果鴨煲／排骨白果燉胎盤／白果煨豬肘／白果燉豬肉／白果炒肉丁／白果沙參杏仁燉豬肉／白果五味子燉豬肺／白果蘿蔔燉豬肺／白果綠豆燉豬肺／白果洋參燉豬肺／白果薏仁燉豬肚／白果二子蒸豬肚／白果燉豬腎／白果腰花／白果煮豬胰／白果燉小腸／覆盆白果煮小肚／白果薏仁煮小肚／銀根首烏燉小肚／金櫻白果燉豬脬／白果燉豬脬／白果燉羊睪／白果牛鞭

白果冬筍燉甲魚／白果菟絲子煮甲魚／白果枸杞甲魚煲／白果煮鯽魚／神仙魚肚／白果雪蛤／白果黨參黃芪燉蚌肉／白果黨參當歸燉蚌肉

白果炒香菇／白果炒薺菜／白果蘆薈／八寶銀杏／白果素菜煲／詩禮銀杏／銀杏酥泥／蜜三果／白果花生煮赤豆／白果糖栗子／桂花白果／蜜桃銀杏／蜜汁白果／拔絲銀杏／椒鹽白果／糖燴白果／煨白果／炒白果／菜油浸白果／麻油浸白果／白果車前豆腐／白果豆腐

白果丸子湯／白果雞湯／雙杏桃皮湯／白果豇豆牛

銀杏藥用保健美容良方

銀杏花粉／銀杏蜜

第一章
銀杏的藥用價值及其
開發利用的現狀與前景

一、銀杏的藥用價值

(一)獨特的成分，神奇的藥效

銀杏藥用價值極高，在藥用植物資源開發與應用方面，具有獨特的優勢。銀杏葉目前已知含有化學成分 200多種，其中，有效成分銀杏內酯類化學物最受關注。它迄今尚未在其他任何植物中發現，是銀杏葉的特有成分，具有獨特的生理活性和治療價值。

萜類中銀杏內酯是與多種疾病有關的血小板活化因子（PAF）最強的拮抗劑。PAF 為內源性活性物質，能激活血小板使其形態改變和凝聚。銀杏內酯抗血小板活化因子能抗血小板聚集、抗血栓、防治動脈硬化、抗炎症、抗過敏、抗休克，對缺血性損傷及器移植排斥反應，對中樞神經系統，對肝、胃、腎均具有保護作用，從而能防治上述疾病的發生和發展。

白果內脂是目前銀杏葉中最受關注的又一種化學成分。動物試驗顯示，白果內酯具有促進神經生長的作用，

以及防止腦、脊髓神經脫髓鞘作用，其神經營養、神經保護作用比較強。

白果內酯可防止腦細胞線粒體氧化應激引起的改變，這種抗氧化應激對改善老年記憶功能，防止老年性痴呆的發生和發展具有重要作用，可用於治療老年性痴呆。它還能抗末梢神經衰老，含有抗衰老的有效成分。

銀杏葉提取的萜類與黃酮類物質，其活性有協同作用。銀杏葉中黃酮類具有降低血清膽固醇，活化動脈、靜脈及微血管，鬆弛平滑肌、解除肌痙攣及增強免疫功能的作用。

銀杏和銀杏葉營養成分均十分豐富。尤其是蛋白質、糖、維生素、維生素 E、胡蘿蔔素的含量較高。必需氨基酸組分含量與大豆蛋白一致，且十分接近雞蛋白。礦物質與微量元素，以鈣、磷、硼、硒含量較高，人體所需的微量元素鐵、氟、銅、錳、鋅、鉻等含量也較豐富。

銀杏和銀杏葉的藥用價值，另一個顯著特色是抗自由基。自由基在人體衰老，腫瘤發生，心腦血管疾病，老年性痴呆，動脈硬化，糖尿病併發症，慢性肝炎，肺氣腫，關節炎等多種疾病的發生、發展中起著十分重要的作用，可導致心臟病和癌症等 60 多種疾病的發生，成為人體的無情殺手。

銀杏葉是一種最佳複合型的抗氧化劑。它含有營養性和非營養性兩種物質類型。前者主要有胡蘿蔔素、維生素 E、維生素 C、硒、鋅、銅等，後者主要有黃酮、萜內酯、兒茶素、多酚類等。它們在保護機體不受自由基所致的氧化損傷方面具有十分重要的作用。

試驗證明銀杏同樣有抗自由基作用。用濃度 2.66 g / L 的銀杏葉提取物，對自由基清除率達 93.73%。

(二)多效合一，心腦血管疾病的剋星

銀杏和銀杏葉是一種能治療多種疾病的藥物。目前，有人統計能防治疾病 47 種。其中銀杏擅長於治療呼吸系統與泌尿系統疾病，銀杏葉因治療心腦血管疾病療效顯著而備受關注。

腦血管疾病與心血管疾病和癌症成為當今人類死亡率最高的三大疾病。中國有 1.1 億人患高血壓、動脈硬化等心腦血管疾病，6000 萬人患有冠心病，7000 萬人患有腦梗塞或腦溢血。目前，我國的心腦血管發病率和死亡率呈上升趨勢。肥胖、高膽固醇、糖尿病、高血壓等是引起心腦血管疾病的主要危險因素。兩種以上危險因素的「疊加」危害更大。

銀杏葉製劑對心腦血管疾病具有綜合的治療作用，它能降低膽固醇、降低血液黏稠度、降低血壓，對動脈、靜脈、微血管等有調節作用，使硬化的血管恢復彈力，促進血液循環，改善腦功能，活化腦細胞，減輕老年痴呆，改善早期糖尿病，使心腦血管疾病得到預防和治療。

日本仁木繁醫學博士，在他著的《銀杏葉健康法》一書中，對銀杏葉製劑治療心腦血管疾病作出極高的評價。書中最後說「從很多臨床實驗和病例」的客觀資料顯示，銀杏葉製劑能改善血管系統的各種障礙，而且毫無副作用，這種神奇而優良功效不是一般化學藥劑所能比擬的。大自然讓我們擁有銀杏實在是人類的一大福音。

（三）開發利用銀杏資源，服務於人類健康

中國是銀杏的故鄉，資源豐富，除黑龍江、吉林、內蒙古、寧夏、新疆、青海和海南省（區）外都有銀杏分布。目前，年產白果約 1.1 萬噸，銀杏乾葉產量約 2.0 萬噸，分別佔世界各國 90%和 70%以上。

開發銀杏藥物資源，除了獲得很大的經濟效益外，更重要的是開發與利用這種不可替代的藥物資源，能更多更好地為防治疾病，營養健身服務。

按照世界衛生組織關於健康的定義，中國人口中，符合健康定義（不僅僅是沒有疾病和虛弱，而且是身體、心理和社會適應能力都很好）的人群佔總人數的 15%，處於疾病狀態的人群佔 15%，處於「亞健康」狀態（人體機能狀況下降，無法達到健康的標準，但尚未患病的中間狀態的人群佔 70%。這種「亞健康」狀態，處理得當，身體可以向健康轉化；反之，則患病。

目前，中國 60 歲以上老年人口已有 1.2 億。據衛生部的一項抽樣調查表明，在我國，全體人群中慢性病的患病率為 32.3%，在老年人中高達 71.4%，有 42%的老年人患有兩種以上疾病。這不僅給患者帶了痛苦和負擔，也給國家帶來了極為沉重的負擔。

世界衛生組織，於 2005 年 9 月 5 日公布的報告預計，中國今後 10 年治療慢性病的費用將達到 5580 億美元，而採取預防措施則能節省 360 億美元。預防措施除適量運動，禁菸限酒外，營養保健也是其中的重要措施之一。目前，人們對非藥物天然療法更受青睞。中藥保健食品的發

展越來越受到世界各國的重視，這對銀杏保健食品的開發必將有一個大的促進。

二、銀杏的應用歷史

人類藥物知識起源，可以追溯到遠古時代。在尋找食物的同時，人們經由反覆嘗試，人們發現了許多可食之物和有藥效作用的植物，後者可以用於防病治病，因此有「藥食同源」與「醫食同源」之說。人們由長期醫藥實踐，獲得的醫藥知識，有了文字之後，便逐漸記錄下來，出現了醫藥書籍。

由於草類藥物居多，古代記載的藥物的書籍便稱為「本草」。我國最早的本草著作為《神農本草經》，全書收集各類藥物 365 種。分為上、中、下三品，其中有保健功能的藥食共用的 130 種，而銀杏是「《神農本草》缺，《禹貢夏書》無」。前者成書於公元 3 世紀，後者撰寫於公元前 3 世紀，這 600 年間問世的本草很多，大量記載食物療法，唯獨沒有銀杏的記載。

白果入藥，在唐代才有所記載（《中國果樹志‧銀杏卷》，1993）。自宋、元以降，歷代醫家研究更多。到了宋代銀杏的發展很快，人工栽植從江南逐漸引種到黃河中下游，當時京都即現在開封，銀杏成為貢品，達官貴人，文人雅士以此為高貴禮品競相贈送。從此，銀杏身價百倍。由於宮廷的重視，一些詩人競相賦詩頌揚，在國際上被譽為「世界上最早的植物學辭典」的《群芳譜》（1621）一書中，在銀杏部分便收集了宋代以來大量關於

銀杏的詩文。其中便記載「宣城此物（銀杏）常充貢」。

在諸多贊美之下，當時南北各地掀起了一股銀杏熱，銀杏在食品和藥膳中得到廣泛應用，常與豬、羊、牛及禽、蛋類等食物相配，採用炒、蒸、煨、燉、燜、燴、燒、熘等多種烹飪方法，製成各種美味佳餚。用銀杏做的食物菜餚即是滋補品，又兼有祛邪、扶正固本、強身壯體之功效。

到了元代銀杏又名白果，其原因可能是隨著醫藥科學技術的發展，銀杏藥用增多，因為銀杏既可指銀杏球果，也可指銀杏的種核，易於混淆，所以單列白果之名（僅指銀杏種核）。

在元代諸多醫家仍從日常食物尋求防病的方法。如李杲（1180～1251）極力提倡營養療法，他著有《食物本草》一本，白果始載其中。

吳瑞（1329）著的《日用本草》，載有防病食物 540 餘種，著重論述食物的性味、功用。書中對白果性味、功用以及對多食引起中毒的機理、症狀均進行了詳細論述。書中曰：「白果性甘、平。斂肺氣，定喘咳，縮小便，止滯濁。多食阻滯氣機、動風。小兒多食易致昏睡、驚厥，引發疳。同鰻鱺魚食，患軟風。」

元朝太醫忽思慧編的《飲膳正要》（1330），所載的基本都是保健食品，匯集了元代以前保健食品的精粹。所提到的膳型種類不下 29 類，190 餘種。書中繼承了食、養、醫結合的傳統，對每種食品都闡明性味、功用，同時注意它的養生和醫療效果。本書不僅載述了銀杏性味甘、苦，且記有白果羊腎粥用於小兒遺尿的藥膳療法。

明清時期，本草又有了新的發展。明代，朱橚等編的《普濟方》（1406），為中國歷代以來最大的方書。該書分藥療與食療兩部分，其中第六冊有 3 卷歸食治類，專論食治，其有食療方 441 首。書中銀杏食療與藥療方均有收錄。如白果豬脬湯，即用白果、豬膀胱、瘦豬肉、蔥、紹酒，放入一起燉熬而成。具有固腎縮水，滋補血氣功能，用於間質性腎炎、多尿、腰酸等症。類似以臟補臟方至今仍有應用。另用銀杏仁搗爛成泥，外用治疗和暗瘡。此方並為《本草綱目》收錄。

明代李時珍（1518～1596）著的《本草綱目》是一部具有世界性影響的巨著，共 52 卷。銀杏列入果部。書中載述本品：宋朝初年開始出名，但修訂本草的人沒有收錄。當時方藥中時有用它的。它熟食，味微苦，微甘，性溫，有小毒。氣薄味重，性澀收斂，色白屬金。因此能入肺經。熟食溫肺益氣，定喘嗽，縮小便，止白濁。生食降痰濁，消毒殺蟲。咬碎取漿塗鼻面手足，能祛酒渣鼻赤、面部黧黑、手足皴裂，及疥癬、陰虱。生品搗碎後能洗滌油膩。但多食收澀太過，使人氣壅腹脹昏沉。

書中並收錄藥方和藥膳方共 19 首，用於治療呼吸系統、婦科、外科、皮膚科及口腔科等多種病，並對銀杏與鰻鱺魚不能同食作了詳細的闡述。

他認為，鰻鱺魚肚下有黑斑，毒性很大，與銀杏同食易患軟風病。這比《日用本草》記載，與鰻鱺魚同食，患軟風，更加具體明確。這些是李時珍對銀杏性味、功用、歸經、臨床應用，進行的全面、系統的研究和總結，對銀杏藥食兩用的發展具有重要意義。

明代江蘇、四川、山東等地還出現了用銀杏炮製的中藥，用於臨床。據文獻記載，明代金陵（今南京）有藥房出售「白果定喘湯」，服之無不見效，其人以此起家。

　　清代王士雄編撰《隨息居飲食譜》被譽為食療名著。書中收載食物 331 種，附食物 73 種，共 404 種，屬食物性中藥計 331 種。對每種食物，均按性味、功能、主治、臨證應用、服法、宜忌等進行論述。

　　書中記載銀杏功能與主治：消毒殺蟲，滌垢化痰，暖肺益肺，止帶濁、縮小便。並附有白果煨熟，連湯服，治大便出血一方，可獲得止血散瘀之功效。

　　清代陳士鐸撰寫的《本草新編》（1687），對白果的藥性論述較多，並認為，不能因白果有毒而不用，有的病非白果不效。由此提出「神衣嘗百草，何能盡嘗，則注《本草》者何能盡注，所望於後人闡發者實多」。他認為前人的醫學知識和經驗既要繼承，但後人更要不斷實踐、創新的思想至今仍很有實際意義。

　　銀杏葉的藥用，始於明代。明‧蘭茂《滇南本草》首載本品「治小兒生火，以菜油調搽面上，風血或大瘡不出頭者」，「採葉搗爛，搽雀斑甚炒」，均為外用。其後，明‧劉文泰《本草品匯精要》首載本品內服之功效，主治謂：「為末和面作餅，煨熟，食之，止瀉痢。」

　　綜上所述，可見，藥食同源，藥食同理，食品與藥品密不可分，食養、食療與藥療相結合，這是歷代醫藥家不斷實踐、總結、創新而形成的經驗結晶，對今後銀杏藥品和保健食品開發和應用具有重要借鑒作用。

三、銀杏的開發利用現狀與前景

白果的藥用在繼承傳統經驗的基礎上，有了不斷改進、創新和發展。特別對白果化學成分和現代藥理研究的深入，為白果安全、有效用藥提供了科學依據，使白果臨床應用獲得了新的進展。

銀杏葉的應用，明代至今，對在功效主治方面有大的補充發展，《中藥志》補充本品之功效「斂肺氣，平喘咳，止滯濁。治痰喘咳嗽，白帶白濁」。《中國藥典》曰：「斂肺，平喘，活血化瘀，止痛。用於肺虛咳喘，冠心痛，心絞病，高血脂。」

20 世紀 60 年代初，德國科學家魏瑪·史瓦伯（Willmar Sehwabe）發現銀杏葉含有降低血清膽固醇成分，1965 年德國史瓦伯製藥集團公司製成銀杏葉滴劑和糖衣片梯波寧問世。從此，在世界上形成了一股對銀杏葉藥理研究與開發利用的熱潮。

中國於 1969 年 11 月對銀杏葉進行了提取研究，並製成「舒血寧」（6911）和「冠心酮」針劑與片劑。由於製劑內酚酸類含量較高，副作用較大，未能繼續研究改進而停止生產。直到 90 年代初，中國以銀杏葉為原料的銀杏葉製劑的生產才有了較大發展，批准生產的藥品，如百路達等 10 餘種，用於治療動脈硬化及高血壓引起的冠狀動脈供血不足、心絞痛、心肌梗塞、腦血管等疾病。但我們對銀杏葉提取物藥理和臨床應用研究與國外相比還存在一定差距。

目前，銀杏葉製劑已廣泛用於臨床，而以銀杏葉為主的複方製劑還較少。中國醫學科學院藥用植物研究所研製了銀杏西洋參複方 A、B、C 三種製劑，臨床驗證分別對腦缺血、降壓、改善血流量、改善心肌缺血、改善微循環都有顯著的療效。

　　又據報導，銀杏葉提取物與松針提取物、丹參提取物、葡萄籽提取物、杜仲葉提物製成複方製劑，對抗動脈粥樣硬化、抗病毒、抗腫瘤、抗炎症、抗過敏等作用更加明顯。中國中草藥資源豐富，尋求與銀杏配伍取得協同效果的製劑和保健品具有更廣闊的市場前景。

　　保健食品興起以來，回歸自然之風勁吹，發展十分迅速。人類進入 21 世紀，隨著科學技術的突飛猛進，追求健康的方式和手段乃至觀念都發生變革。人們越來越關注預防保健，希望能獲得非藥物天然療法（草藥和食物）。

　　目前，世界範圍內已有 55 個國家和地區相繼進入老年型。估計到 2010 年，全球老人總數將達到 11.8 億。中國 60 歲以上老年人口已達 1.18 億。由此而來的將是各種老年病的發生。因此，對老年疾病的治療保健需求越來越大。同時，亞健康狀態人群，即機體雖無明顯疾病，而卻呈現生理功能下降，適應能力減弱，處於健康到疾病之間的臨界狀態，這部分人對營養保健食品需求更高，以求「治未病」，預防為先，達到促使機體向健康狀態轉化的目的。

　　保健食品的研製和發展，是隨著科學的進步，人們對健康要求的提高，不斷深化的，大體經歷了三個階段：第一代產品是根據食品中各種營養成分或強化的營養素的功能來推斷這類食品可能有這些功能，未經過任何試驗證

明。第二代產品則是經過人體或和動物實驗證明產品確實具有某些生理調節功能。第三代產品不僅需要人體和動物試驗，還要確定該項功能有效成分或功能因子的結構及含量，並要求功能因子在食品中應有穩定性的形態。目前，歐、美、日等國已在大力發展第三代產品。中國銀杏保健品大部分尚處於第二代發展階段。

從保健食品發展的趨勢來看，低脂肪、低膽固醇系列保健食品仍然看好。以食補、食療、草藥研究和開發的保健食品，將越來越受到各國的重視。

自古以來，中國養生保健就是根據人體健康狀況，用各種食物補充和調節人體平衡，同時利用食物具有的藥效，對機體進行調理。當今世界各國，以預防為主，以食代藥，用食品防病、治病的思想受到廣泛關注。中國歷代醫學經典、本草學都貫穿著「藥食同源」的原則，書中不分中草藥、水果、蔬菜、糧食等，都一一列舉其藥性、氣味、歸經、主治等。

鑒於中國素有「藥食同源，藥食同理，藥食同用」的客觀情況，衛生部分 4 批公布藥食同源中藥 87 種（原公布紅花取消，未統計在內）。其中白果是第一批公布的。

衛生部公布的「可用於保健食品的物品」中有銀杏葉、人參、川芎、西洋參、白芍、當歸、紅花、黃芪等共 114 種。衛生部公布的「保健食品禁用物品名單」中有：八角蓮、廣防己、馬桑等 59 種。衛生部曾於 1996 年和 1997 年，分別頒布了 12 類保健食品功能，兩次共 24 類，這些都為銀杏保健食品向科學化、規範化開發提供了廣闊空間。

銀杏保健食品是中國蓬勃發展的保健品行業之一，各種保健食品、藥膳、保健飲料不斷湧現，各具特色。白果用於呼吸系統疾病的咳嗽、支氣管炎、支氣管哮喘、肺膿腫、肺阻塞、肺結核較多，對泌尿系統疾病的遺尿、尿失禁、尿頻數、遺精、早泄、慢性腎炎以及小便白濁的防治也是白果藥膳的一大特色，而糖尿病、眩暈、頭痛及婦女帶下病同樣是白果藥膳保健的亮點。因此，銀杏藥膳是一種很有發展前景的保健食品。

　　當前，銀杏葉保健食品開發，是以銀杏葉飲料為主，既有固體飲料，又有液體飲料，名目繁多。固體飲料有銀杏綠茶和銀杏葉袋泡茶。特別是銀杏綠茶，易於製作，便於推廣應用，具有很好的開發應用前景，對心腦血管疾病的預防和治療，有其獨特的效果。銀杏葉茶和銀杏茶的抗自由基作用，更受到患者青睞。諸多學者認為，抗自由基食品是 21 世紀食品發展的新趨向。

第二章
銀杏的化學成分

　　銀杏具有很高的藥用價值，化學成分十分複雜。經藥理實驗及臨床驗證，發現銀杏的許多生物活性與其所含特定化學成分有關。因此，銀杏化學成分的研究越來越受到重視，研究不斷深入。新的生物活性成分不斷從銀杏葉中發現。

　　銀杏的化學成分，其中包括銀杏葉、外種皮、種核、花粉、枝皮及根皮等部分。

一、銀杏葉的化學成分

　　由於銀杏葉開發利用範圍的日益擴大，對銀杏葉化學成分研究的要求更加迫切，最近不斷從銀杏葉發現一些新的化學成分。這些化學成分主要有黃酮類、萜內酯類、有機酸類、銀杏酚酸及烷基酚、烷基酚酸類、甾類、醇類、揮發油等。另外，銀杏葉中還含有豐富的營養成分。

1. 黃酮類化合物

　　銀杏葉中黃酮類化合物，目前已分離鑒定出的共有48種，可分為黃酮苷、桂皮酸酯黃酮苷、黃酮苷元、雙黃酮和兒茶素等幾類。

2. 銀杏內酯化合物

　　銀杏內酯化合物又稱銀杏萜內酯，由倍半萜內酯和二

萜內酯組成。銀杏葉各種製劑的質量，主要取決於銀杏葉提取物中的黃酮苷和萜內酯的多少，尤其是萜內酯含量的多少。而銀杏葉的優劣直接影響到銀杏葉提取物主要有效成分的含量。因此，選用活性成分含量高的銀杏葉，培育優質高產的藥用銀杏是銀杏葉開發利用的重要一環。

3. 有機酸類

銀杏葉中含有 3- 甲氧基 -4- 羥基苯甲酸、4- 羥基苯甲酸、3，4- 二羥基苯甲酸、抗壞血酸、硬脂酸（十八烷酸）、亞油酸（十八碳二烯 -9，12- 酸）、棕櫚酸（十六烷酸）、莽草酸（GH_{1006}）及 6- 羥基犬尿喹啉酸（6-HKA）等。其中莽草酸具有抗禽流感作用，是治禽流感藥物達菲的關鍵成分。

4. 酚酸、烷基酚及烷基酚酸類

銀杏葉中酚酸類：主要有 7 種。原兒茶素、p- 羥基苯酸、香草酸、咖啡酸、p- 香豆酸、阿魏酸、綠原酸等。其中香豆酸、阿魏酸、咖啡酸及綠原酸可促進胃液和膽汁的分泌。香豆酸、香草酸和咖啡酸有抗菌和消炎的作用，原兒茶酸具有抗真菌作用，綠原酸還有刺激神經中樞系統的作用。

5. 聚異戊烯醇

銀杏葉醇類含量較高，佔葉中中性物質含量的 20.4%。其中，聚異戊烯醇是存在於銀杏葉中的一種類酯化合物，屬多烯醇類或多萜醇類，具有很強的生物活性，是重要的新藥物資源。

6. 銀杏葉多糖

銀杏葉多糖的分子量為 1.7×10^5，由葡萄糖、鼠李

糖、木糖組成，糖基以 β-（1-6）（1-3）（1-4）連接；另一種多糖是葡萄聚糖，分子量為 1.4×10^4，糖基以 a-（1-4）（1-3）（1-6）連接。經氧化效果試驗表明，銀杏葉多糖對陰離子過氧自由基（O^-_2）有一定的清除作用。

7.生物鹼

在銀杏葉中發現一種生物鹼（6-hydroxykynurenic acid），它具有收縮血管和擴張瞳孔的作用。

8.甾類化合物

銀杏葉中含有一些甾類化合物，如谷甾醇、谷甾醇葡萄糖苷、菜油甾醇和 2，2- 二氫菜籽甾醇等。

9.揮發油

從銀杏葉中，分離出揮發性成分 67 種。

10.銀杏葉的營養成分

銀杏與銀杏葉中不僅富含人體必需的氨基酸、維生素及礦物質，而且配比合理，這更顯示出銀杏與銀杏葉的開發利用價值。

（1）一般營養成分

銀杏葉有多種營養成分，其含量較高，是保健食品的重要原料，其中維生素含量十分豐富。維生素 C 是組織生長及修補腎上腺功能、健康牙齦必需的抗氧化劑，能預防有害的感染及癌症，增強免疫力。它可以降低膽固醇，預防高血壓，預防動脈硬化，能產生膠原蛋白，增加皮膚的彈性，促進傷口的癒合。

β- 胡蘿蔔素在人體內可轉化維生素 A，能提高視力，促進骨骼生長，滋潤皮膚，堅固牙齒等。近來研究發現，β- 胡蘿蔔素對癌細胞的形成和分裂有抑制作用，也

表 2-1　銀杏葉一般營養成分

成　　　分	普定基地	正安基地	標本園
蛋白質含量（％）	12.36	15.45	10.90
總糖含量（％）	8.69	7.38	7.71
還原糖含量（％）	5.34	4.64	5.63
總酸含量（％）	2.09	1.95	1.80
維生素 B_1 含量（mg／100 g）	0.06	0.09	0.09
維生素 B_2 含量（mg／100 g）	0.35	0.30	0.45
胡蘿蔔素含量（mg／100 g）	18.80	17.30	14.52
維生素 E 含量（mg／100 g）	7.05	8.05	6.17
維生素 C 含量（mg／100 g）	126.79	129.20	66.78
膽鹼含量（mg／100 g）	28.00	39.50	35.58

可延緩機體的衰老過程。β－胡蘿蔔素、維生素 C 和維生素 E 在體內具有抗自由基作用。

　　維生素 B_1 和維生素 B_2 也是人體必需的重要維生素，且比一般果品和蔬菜含量高。維生素 B_1 是一種黴，能使澱粉轉化成能量，促進血液循環、血液的生成，促進正常生長和發育，保持神經、肌肉、心臟正常功能，維生素 B_2 主要負責脂肪和蛋白質的分解，幫助將氧運輸到人體所有部位，與維生素 A 共同維護皮膚健康、保護眼睛、預防動脈硬化。

　　（2）氨基酸

　　從表 2-2 可見，銀杏葉中氨基酸含量十分豐富，總氨基酸含量為 10.73％～15.43％，含必需氨基酸 8 種，佔總氨基酸的比值為 39.2％～41.5％，必需氨基酸佔非必需氨基酸比值為 64.5％～70.9％。

表 2-2　銀杏葉中各種氨基酸含量

單位：g / 100 g 干基

氨基酸	普定基地	正安基地	標本園
天門冬氨酸	1.42	1.73	1.26
蘇氨酸 *	0.55	0.72	0.50
絲氨酸	0.57	0.74	0.55
谷氨酸	1.39	1.79	1.16
甘氨酸	0.70	0.92	0.76
丙氨酸	0.83	1.09	0.71
纈氨酸 *	0.69	0.99	0.64
蛋氨酸 *	0.21	0.24	0.18
異亮氨酸 *	0.45	0.63	0.44
亮氨酸 *	0.89	1.10	0.83
酪氨酸	0.40	0.56	0.37
苯丙氨酸 *	0.64	0.83	0.60
γ－氨基丁酸	0.26	0.34	0.18
組氨酸	0.26	0.34	0.23
賴氨酸 *	0.84	1.01	0.80
色氨酸 *	0.22	0.21	0.23
精氨酸	0.66	0.91	0.60
脯氨酸	0.92	1.28	0.69
總氨基酸	11.90	15.43	10.73
必需氨基酸	4.75	6.04	4.45
必需氨基酸／總氨基酸 (%)	39.92	39.14	41.47
必需氨基酸／非必需氨基酸 (%)	66.43	64.46	70.86

*必需氨基酸

表 2-3　銀杏葉中必需氨基酸與優質蛋白、WHO 模式比較

單位：mg／（g 蛋白質）

組分	銀杏葉蛋白	大豆蛋白	雞蛋蛋白	WHO
蘇氨酸	44.5～50.5	37.0	47.0	9.0
纈氨酸	55.8～64.0	48.0	66.0	13.0
蛋氨酸	14.5～17.0	11.0	57.0*	17.0*
異亮氨酸	36.4～40.8	49.0	54.0	13.0
亮氨酸	71.2～76.1	77.0	86.0	19.0
苯丙氨酸＋酪氨酸	84.1～90.1	91.0	93.0	19.0
組氨酸	21.0～22.0	25.0	22.0	16.0
賴氨酸	65.4～73.4	61.0	70.0	16.0
色氨酸	13.6～21.1	14.0	17.0	5.0

＊蛋氨酸＋胱氨酸
＊＊表 2-1、表 2-2、表 2-3 來源《銀杏葉資源化學研究》

　　從表 2-3 可見，銀杏葉中必需氨基酸組分含量與大豆蛋白一致，十分接近雞蛋蛋白。說明銀杏葉中蛋白質豐富，蛋白質中必需氨基酸組分含量很高，是一種質量優良的食品添加劑。

（3）礦質營養

　　微量元素與人類健康關係越來越引起人們的關注，現已成為當代醫藥學研究的重要內容之一。趙中傑等測定了銀杏葉中含有 25 種元素，其中鈣、鉀、鎂、磷、鐵、鋁、鍶含量高，其餘 <100 μg/g 的人體所需的微量元素含量也很豐富。由於鈹、鉛、鉍、鎘、汞、砷含量甚微，故對人體無毒害。（表 2-4）

　　中藥微量元素不僅影響藥效，有的甚至直接參與作用。它們含量與數量雖少，但功能和作用卻很大，是維持

銀杏藥用保健美容頁方

表 2-4　銀杏和銀杏葉中 25 種元素的含量（$\mu g / g$）

元素（符號）	銀杏	銀杏葉（綠）	銀杏葉（黃）
銅（Cu）	7.3	4.8	6.1
鋅（Zn）	12.9	16.5	12.6
鐵（Fe）	36	589	404
錳（Mn）	5.1	41.3	30
鍶（Sr）	1.5	345	365
鈣（Ca）	216	43100	34200
鎂（Mg）	1240	10600	9570
鉀（K）	12400	11800	2060
鈉（Na）	26	79	64
釩（V）	< 0.5	1.7	1.6
磷（P）	3680	2080	1090
鈷（Co）	< 0.5	< 0.5	< 0.5
鎳（Ni）	< 2	< 2	< 2
鉻（Cr）	< 2	2.0	2.1
鉬（Mo）	< 2	< 2	2
鋁（Al）	< 10	547	330
鈦（Ti）	< 5	18.3	8.6
鋇（Ba）	2.4	63.6	73
鋰（Li）	< 0.3	3.3	2.3
鈹（Be）	< 1	< 1	< 1
鉍（Bi）	< 10	< 10	< 10
鉛（Pb）	< 6	< 6	< 6
鎘（Cd）	< 0.5	< 0.5	< 0.5
砷（As）	0.46	1.32	0.77
汞（Hg）	0.02	0.10	0.10

人體正常功能的基礎之一。它們不僅對體內能量轉換、激素合成、大腦記憶、視力敏度等有影響，而且參與各種繁殖與生育、內分泌及免疫、遺傳等過程，維持著生命各個

階段的發展。人體內任何一種化學元素過量或缺乏都會誘發各種病變或疾患，所以，目前用中藥調節人體微量元素的平衡，繼而達到治病目的的研究越來越多。

有人研究缺銅是冠心病的一個易患因素，所以，防治冠心病的中藥多數富含銅；也有人研究分析總結了 6 個類型心血管疾病的死亡率，發現鍶、鈣、鎂、鋰、硅等可降低此類疾病死亡率；而人體內 Na 過量與高血壓等心血管疾病有關；鋅可以抑制微量元素鎘對心臟的傷害，食物中鋅對鎘的比值越高越有利，而銀杏葉鋅對鎘的比值很高，對心臟有保護作用；錳能改善動脈粥樣硬化病人脂質的代謝，有去脂作用。

二、銀杏的化學成分

1.黃酮類、銀杏內酯類化合物

銀杏中黃酮類化合物含量較高，特別是葉中，有黃酮、黃酮醇及其苷類、兒茶素類和雙黃酮等，到目前已分離得到約 20 種。

2.烷基酚及烷基酚酸類成分

銀杏含有白果酸（$C_{22}H_{34}O_3$）、氫化白果酸（$C_{22}H_{36}O_3$）、氫化白果亞酸（$C_{21}H_{34}O_2$）、白果醇（$C_{22}H_{32}O_3$ 即廿九烷-10-醇）、漆樹酸（$C_{22}H_{22}O_3$）、白果酚（ginkgol）、白果二酚（bilobol）。

另外，4′-甲氧基吡哆醇（4′-O-methmylpyridoxine, MPN）是白果的主要毒性成分，其毒性反應主要引起陣發性痙攣。

銀杏中還含有微量氫氰酸。

3.甾類化合物

銀杏中含有一些甾體化合物，如 β – 谷甾醇、β – 谷甾醇 – 葡萄糖苷、松醇（pinol）等。

4.銀杏的營養成分

（1）一般營養成分

據中國醫學科學院衛生研究所等單位的分析，種仁的營養成分種類及含量與板栗、蓮子相近似，而且蛋白質、脂肪、磷、鐵、胡蘿蔔素、維生素 B 等略有超過，見表 2–5。

表 2–5 100 克可食部分的營養成分和含量 *

含量＼項目 樣品	水分(g)	蛋白質(g)	脂肪(g)	碳水化合物(g)	粗纖維(g)	灰分(g)
白果（鮮）	53.7	6.40	2.40	35.9	0.3	1.30
白果（乾）	9.1	13.40	3.00	71.2	0.5	2.80
板栗（鮮）	53.0	4.00	1.10	39.9	1.0	1.00
蓮子（鮮）	83.1	4.90	0.60	9.2	1.0	1.20

含量＼項目 樣品	胡蘿蔔素(mg)	維生素 B_1(mg)	維生素 B_2(mg)	尼克酸(mg)	維生素 C(mg)
白果（鮮）	0.38	0.22	0.05	1.3	–
白果（乾）	0.22	0.44	0.10	2.6	–
**白果（鮮）	0.86	0.31	0.24	–	2.72
板栗（鮮）	0.02	0.07	0.15	1.0	60.0
蓮子（鮮）	0.02	0.17	0.09	1.7	17.0

* 引自《食物成分表》.人民衛生出版社，1982
** 此樣分析數值是山東省郯城縣白果罐頭廠提供的

（2）氨基酸

據北京中醫藥大學趙中傑等測定銀杏有 17 種氨基酸，總含量為 10.77%。其中，人體內不能合成或不能完全合成的必需氨基酸有亮氨酸、異亮氨酸、賴氨酸、蛋氨酸、蛋氨酸、苯丙氨酸、色氨酸、纈氨酸及組氨酸。

（3）礦質營養

微量元素與人體健康的關係越來越引起人注目，現已成為當代醫藥學研究的一個重要課題。趙中傑等測定銀杏中 25 種元素的含量，見表 2-4。

所測 25 種元素含量高的有鈣、鎂、磷、鉀，屬於常量；而 <100 $\mu g / g$ 的均屬於微量；鈹、鋁、鉍、鎘、汞、砷的含量均甚微，對人體無毒害。

三、銀杏外種皮的化學成分

銀杏外種皮由於刺激性、腐蝕性強，一直作為廢物拋棄掉，既浪費資源，又污染了環境。為了充分利用資源，變廢為寶，近年來，引起人們對其內含成分的注意。

近年來研究表明，外種皮除含有白果酸、氫化白果酸、氫化白果亞酸、白果酚、白果二酚等長鏈酚類化合物外，還含有黃酮類成分，其總黃酮含量為 1.3%。

據張迪清等報導外種皮中含有 7 種游離酚酸。另外，還從外種皮分離出了漆樹酸、甲酸、乙酸、丙酸、丁酸、辛酸等。

銀杏外種皮含有多糖類物質，其含量在 4%左右。另外，外種皮還含有蛋白質、氨基酸、微量元素等。

四、銀杏花粉的化學成分

銀杏花粉中黃酮含量較高，但隨著樹齡的增加，黃酮含量則下降。

銀杏花粉中孢粉素含量為 15 g / 100 g。

銀杏花粉中的脂肪酸以不飽和脂肪酸為主，油酸、亞油酸、亞麻酸的含量佔脂肪酸總量的 55% 左右，其中以亞油酸含量最高，達 42.66%。

銀杏花粉中營養成分十分豐富。銀杏花粉中的蛋白質總量為 27.24%，明顯高於其他植物花粉（一般植物花粉的含量為 24% 左右）蛋白質含量。含氨基酸 16 種，氨基酸總含量高達 25.68%，花粉在某種意義說是氨基酸的濃縮物質，其含量是牛肉、雞蛋、乾酪的 3～5 倍。必需氨基酸總含量比油菜花粉和紫雲英花粉都高。

銀杏花粉中礦物質元素有 28 種。其中鍺的含量為 0.4%，鍶的含量為 29.3%，前者其他花粉中沒有，後者比其他花粉（如油菜花等）要高 10 倍左右。

銀杏花粉中維生素也十分豐富，而維生素 E 含量較高，達 30 mg / kg。

此外，銀杏花粉中還有天門冬素、檸檬酸、蔗糖等，雄花棉籽糖可達鮮重的 4%。

五、銀杏枝皮的化學成分

蘇亮等從銀杏枝皮中分離出 8 種化合物為：銀杏內酯

A，銀杏內酯 B，銀杏內酯 C，香草酸，原兒茶素，胡蘿蔔苷，二十八醇，三十烷酸，其中香草酸和胡蘿蔔苷是首次從該植物中得到。

此外，枝皮中還含二十六烷醇、甾醇。

六、銀杏樹根的化學成分

銀杏內酯和白果內酯均在根中生成合成，然後轉移於銀杏葉內。銀杏樹幹、根中內酯含量與葉中相比，根部較低，樹幹中更低。但銀杏內酯 M，只存在於根皮中。此外，根皮中還含有銀杏內酯 A、B、C 和白果內酯。根中酚酸類化合物有 7 種，與葉中相同，但含量明顯高於葉。

第三章
銀杏的藥理作用

　　銀杏的藥理作用，分古今藥論與現代研究兩部分進行介紹，前者以白果為主，這在古代及現代本草中論述較多，後者主要介紹銀杏葉近期的藥理研究。為白果和銀杏葉的臨床應用和開發提供歷史經驗和科學依據。

一、銀杏古今藥論

(一)白果古代本草記載

1.白果古代本草記載

（1）性味與歸經

《日用本草》：味甘、平。

《食物本草》：味甘、苦、平，澀，有小毒。

《飲膳正要》：味甘、苦。

《紹興本草》：味甘、苦、平。無毒。

《滇南本草》：味甘、平，性寒。

《本草藥性大全》：味甘、氣溫。有小毒。

《本草綱目・卷三十》：甘、苦、平，澀。有小毒。

《品匯精要》：味甘、苦，性緩，泄。味厚於氣，陰中之陽。

《本草匯言》：味甘，微苦澀，氣寒、平，有毒。氣

薄味厚，性澀而收。

《藥性通考》：味甘、少澀，氣微寒。

《群芳譜》：氣味甘、微苦、平澀、無毒。

《本草綱目·卷三十》：入肺經。

《本草匯言》：入手太陰、太陽經。

《得配本草》：入手太陰經。

《本草再新》：入心、肺、腎三經。

《藥性通考》：入心經，通任、督之脈於唇口。

《石室秘錄》：白果通任督之脈，又走膀胱。

（2）功能與主治

《日用本草》：斂肺氣，定喘咳，止帶濁，縮小便。

《三元延壽書》：生食解酒。

《品匯精要》：煨熟食之，止小便頻數。

《醫學入門》：清肺胃濁氣，化痰定喘，止咳。

《綱目》：熟食溫肺益氣，定喘，縮小便，止咳。生食降痰，消毒殺蟲，嚼漿塗鼻面手足，去皶疱黯黯皯及疥癬疳蝨陰蝨。

《醫林纂要》：炒食補肺，泄逆氣，固腎，除邪濕。

《本草再新》：益氣養心，益腎滋陰，止咳除煩，生肌長肉，排膿拔毒，消疱疥疽瘤。

《本草便讀》：上斂肺金除咳逆，下行濕濁化痰涎。

《隨息居飲食譜》；消毒殺蟲，滌垢化痰，暖肺益肺，定喘嗽，止帶濁，縮小便。

《增訂治療唇要》：白果，唇疔用之，能引各藥性至唇，證與任督脈相近者用之最宜。

《滇南本草》：噎食反胃，白濁冷淋，眼痛，雀斑，

頭風，平喘，消食，利水，利咽。

《醫學衷中參西錄》：白果，若以治咳嗽，可連皮搗爛用之，取其滑而能降也。

《本草備要》：白果漿澤手面。浣油膩。

《本草述鉤元》：銀杏治喘，蓋治喘之哮者。是證緣胸中之痰，隨氣上升，粘結於喉嚨以及會厭懸雍，致氣出入不得快利，與痰引逆相擊而作聲。是痰得之食味鹹酸太過，因積成熱，故丹溪云；治哮必薄滋味，必帶表散。而哮三方未有能捨麻黃者也。此時經霜乃熟，稟收降之氣最專，故氣血之凝滯而為痰濁者，以是 摧之陷之，然必合於散劑，使氣能越，血能宣揚，而後摧之陷之者，乃復收其全功焉。

《本草求真》：白果，雖屬一物，而生熟攸分，不可不辨。如生食，則能降痰、解酒，消毒、殺蟲。以漿塗鼻面手足，則去䵟皰皯䵟油膩，及同汞浣衣，則死蟲虱，何其力銳氣勝，而能使痰與垢之悉除也。至其熟用，則竟不相同。如稍食則可，再食則令人氣壅，多食則令人臚脹昏悶。昔已有服此過多而竟脹悶欲死者。然究其實，則生苦未火革，而性得肆其才而不窒；熟則經火煅製，而氣因而不伸。要皆各有至理，並非空為妄談已也。

《本草新編》：「白果，有食之口吐清水而死者。曰凡物不宜多服，何獨咎於白果？少則益於任督，多則損於包絡。口吐清水者，過清其心也。包絡為之臣，包絡損，而心亦損矣。然必氣原虛，而食白果至數十枚者，始有此禍，非食數十枚便至如此也。或疑白果清心，多食則過於清心矣，安得不傷乎？然而心不畏清也，仍是過清包絡

耳。倘包絡火旺者，食數百枚，正復相宜，唯包絡素虛寒者，是宜戒耳。」

「銀杏性不能烏鬚髮，然烏髮必須用之。」

《本草綱要拾遺》：「白果，去皮心，煮熟蜜餞。」

2. 白果現代本草記載

（1）性味與歸經

《中藥辭海》：味甘苦澀，性平，有毒。

《中華藥海》：甘、苦、平、澀。

《實用中藥辭典》：甘、苦、澀、性平。

《湖南藥物志》：甘、苦、澀、平、有毒。

《安徽中藥志》：甘、苦、澀、平，有毒。

《福建藥物志》：微甘、苦、平，有毒。

《中華本草》：味甘、苦、澀，性平，小毒。

成都中醫藥大學主編《中草藥學》：性溫，味微苦。

《中藥辭海》：歸肺經。

《中華本草》：歸肺、腎經。

《中國藥典》：歸肺經。

南京藥科大學《中草藥學》：主入肺經。

《中華藥海》：入肺、胃經。

《中藥大辭典》：入肺、腎經。

《中醫辭海》：入肺、腎經。

《中華臨床中藥學》：主歸肺、腎經。

《青海中草藥手冊》：入肺、腎經。

《常用中藥名與別名手冊》：歸肺、膀胱、腎經。

《青島中草藥手冊》：入肺、胃經。

銀杏藥用保健美容良方

（2）功能與主治

《中國中草藥匯編》：潤肺、定喘、澀精，止帶。支氣管哮喘，慢性支氣管炎，肺結核，尿頻，遺精，白帶；外敷治疥瘡。

南京藥科大學《中草藥學》：斂肺平喘，收澀止帶。哮喘痰嗽，肺熱，痰喘，肺虛咳喘；濕熱或脾虛帶下，白濁小便頻數等證。

《中藥藥理與抗癌應用》：斂肺定喘，止帶濁、縮小便，抗菌消炎。治肺癌、宮頸癌、哮喘痰咳、白帶、白濁、淋病、小便頻數。外用治疥瘡。

《食物中藥與便方》：白果仁是一種止咳平喘之藥，有滋養、固腎補肺之功。

《中醫雜誌》（謝兆豐）：白果固任止帶，補中寓通。辨證配合他藥，可治療膏淋，熱淋帶下，蛋白尿等病。

《現代實用中藥》：核仁治喘息，頭暈，耳鳴，慢性淋濁及婦女帶下。果肉搗爛作貼布劑，有發泡作用；菜油浸一年以上，用於肺結核。

《泰興大白果》：用於氣血虧虛、心脾不足，腎虧腦衰等疾病。

成都中醫藥大學主編《中草藥學》：活血，止咳，擴張動脈血管，增加血流量，降低血清膽固醇，解除平滑肌痙攣等。

《藥用果品》：治喘咳痰稀，遺精，腎虛引起的小便頻數，小兒腹瀉，肺結核，癰疱癤腫，各種體癬癬，陰部疳瘡，酒渣鼻紅腫。

《藥苑漫話》：外用可治滴蟲性陰道炎。

（二）銀杏葉古今本草記載

1.銀杏葉古代本草記載

（1）性味與歸經

《本草品匯精要》：味甘、苦、澀，性平。

（2）功能與主治

《滇南本草》：治小兒生火，以菜油調搽皮面上，風血或大瘡不出頭者。採葉搗爛，治雀斑甚妙。

《本草品匯精要》：銀杏葉為末和麵作餅，煨熟食之，止瀉痢。

2.銀杏葉現代本草記載

（1）性味與歸經

《全國中草藥匯編》：微苦，平。

《中藥志》：甘、苦、平、澀。

《湖南中藥志》：微苦、澀，平。

《中醫大辭典》（中醫分冊）：苦、澀，平。

《中華本草》：味甘、澀，性平，小毒。

《中華臨床中藥學》（各論）：主歸心，肺、大腸經。

《中華藥海》：入肺、脾、胃三經。

《中華本草》：歸心、肺、脾經。

《中國藥典》：歸心、肺經。

（2）功能與主治

南京藥科大學《中草藥學》：斂肺平喘，收澀止帶。用於肺虛咳喘，胸悶心痛等證。

《中藥學》：止咳喘，活血止痛。

《中華臨床中藥學》（各論）：活血止痛，斂肺平喘，澀腸止泄，止帶濁。

《全國中草藥匯編》：活血止痛。主治動脈硬化性心臟病心絞痛，血清膽固醇過高症，痢疾，橡皮腿。

《中藥志》：斂肺氣，平喘咳，止帶濁。治痰喘咳嗽，白帶白濁。

《中藥大辭典》：治胸悶，心痛，心悸怔忡，又治橡皮腿。

《中國藥典》：斂肺，平喘，活血化瘀，止痛。用於肺虛咳喘，冠心病，心絞痛，高血脂。

(三) 對銀杏與銀杏葉的性味與功效評述

《中華臨床中藥學》（各論）對銀杏與銀杏葉的性味比較後認為：兩者性味基本相同，均有為甘、苦、澀、平，功效也均斂肺平喘，澀腸止瀉。但銀杏葉之收澀作用較弱。且有較強的活血止痛之功，主治胸悶心痛之症，並曰：銀杏葉主歸心、肺、大腸經，而銀杏主歸肺、腎經，雖有謂其歸心，手太陽經者，因本品主治甚廣，並不限於肺、腎，故後者相對次之。

(四) 銀杏樹根各種本草記載

（1）性味與歸經

《重慶草藥》：味甘、性溫，平。無毒。

《新華本草綱目》：甘、微平。

《中華本草》：味甘、性溫。

《中藥大辭典》：味甘，性溫平，無毒。

《中華藥海》：甘、溫。入肝、腎二經。

（2）功能與主治

《重慶草藥》：益氣補虛弱。治白帶、遺精，並配合用於其他虛弱、勞傷等症。

《中華本草》：益氣補虛。主治遺精、遺尿，液尿頻多，白帶，石淋。

《中藥大辭典》：益氣虛弱。治白帶遺精。寒盛未清，勿用。

二、銀杏的現代藥理研究

(一)銀杏葉的現代藥理研究

銀杏葉提取物 Egb761，所含各類成分的比例，包括黃酮類、萜類、有機酸、烷基酚及酚酸類、甾體類、聚戊烯類等，共約 30 餘種。而且提取物的各種成分是作為一個整體，起著互補的和協同的作用，或者說起著多價性的藥理作用。

這很接近於中醫藥理論指導下的中藥的作用，強調任何一種中藥其中所含的某一類成分或某一種活性成分均不能代表其整體療效，而是各種組分共同作用的結果。

1.對心血管系統的作用

（1）對冠脈血流量的影響

銀杏葉的水提和醇提總黃酮素均能抑制正常人血清中的血管緊張素轉換酶（ACE）的活性，從而抑制小動脈收縮，擴張血管，增加血流量。

由此可見，銀杏總黃酮在降低血管阻力，增加血流量方面的作用與抑制 ACE 活性有直接關係。

（2）對心肌功能及心肌梗塞的作用

BN_{52021}（銀杏內脂 B 代號）能阻止靜注丁哌卡因引起的雄鼠心肌衰退，還能抑制離體豚鼠心臟過敏引起的心功能失調，這就提示銀杏苦內酯對過敏性休克期間的心臟症狀有治療作用。BN_{52021} 能抗心律不整而不干擾心臟正常功能，是治療心律不整的有效藥物。

（3）降低血壓和血脂的作用

高血脂與動脈粥樣硬化、心血管病的發生有密切關係。銀杏葉對冠心病、心絞痛等有治療作用，微量元素 Mn 能改善動脈粥樣硬化病人的脂代謝，且有去脂作用。

2. 對腦循環系統的作用

（1）增加腦血流量，改善腦細胞代謝

銀杏葉製劑（GbE，國內文獻為水提或醇提）靜脈注射或口服可使狗、貓、大鼠、人的腦血流量或局部腦血流量增加，降低血管阻力。灌服或靜注 GbE 可抑制自體血清引起的家兔腦皮質血管痙攣，增加大鼠缺氧狀態下腦葡萄糖轉運和利用，減少腦皮層糖濃度，提示 GbE 可抑制糖攝取，而對清醒狀態健康大鼠腦局部葡萄糖的利用沒有影響。

（2）對腦細胞缺血、缺氧、水腫的保護作用

GbE 預防性應用，能明顯減輕頸總動脈注入放射性微球引起的大鼠大腦半球栓塞和腦水腫，並使腦細胞能量代謝正常化，腦血流量增加。

（3）對血腦屏障的保護作用

在血壓急劇升高，腦缺血數小時內，大鼠血腦屏障破

損，通透性增加，低分子量物質，如血管緊張素可以通過。給予 Egb 後，由於其細胞膜穩定作用，血腦屏障通透性降低。

（4）對血管的作用

銀杏葉提取物 Egb761 由腎上腺激素能系統增加生理性血管調節，使血管壁營養物質增加。

（5）對腦創傷的作用

據 Noeldner 等對大白鼠接受兩側額葉創傷手術，術前及術後 30 日，每日腹腔注射 Egb761 100 mg / kg，結果給藥大白鼠對刺激反映率顯著高於對照手術組，病理切片亦表明，銀杏葉治療組腦組織癒合較好。

3. 對中樞神經的作用

（1）改善學習記憶

GbE 100 mg / kg，口服 4 星期或 8 星期能促進小鼠學習記憶過程，提高記憶再現力。銀杏葉提取物與二十二碳烯酸配伍製成的膠囊劑，提高記憶和學習能力更為明顯。

（2）對神經的保護作用

臨床上，GbE 對缺血、代謝紊亂等引起的耳鳴、耳聾有明顯改善作用，並可取得良好的預後。對眩暈、平衡功能失調，GbE 治療後，眩暈發作頻率、強烈程度及持續時間均明顯改善。

（3）對衰老、痴呆、腦功能障礙的作用

臨床上經雙盲、隨機試驗證明，GbE 對老年性的腦功能紊亂、腦功能不全、失眠症、記憶損害均具有明顯改善作用，而且比較安全。對腦血管意外、各種類型痴呆、甚至繼發於抑鬱症的識別紊亂均有效。GbE 可以延緩識別功

能的衰退。

4. 對消化系統的作用

（1）對胃腸道平滑肌的作用

銀杏葉的乙醇提取物與黃酮苷類，能對抗組織胺、乙醯膽鹼、氧化鋇所致的痙攣，其作用強度與罌粟相似，但較持久。

（2）對胃、腸潰瘍及腹瀉的作用

銀杏內脂 B（代號 BN_{52021}）能明顯改善血小板活動因子（PAF）的內毒素所致胃、腸潰瘍，並能部分抑制乙醇對胃損傷。

（3）對腸局部缺血引起黏膜損傷的作用

觀察局部缺血損傷後鼠腸的通透性、溶酶體酶的釋放及回腸中丙二酸二醛含量等變化，發現阿的平阻止了這些變化，消炎痛加強了這些變化；BN_{52021} 不影響脊髓過氧化酶活性，但抑制丙二酸二醛的形成、黏膜滲透性增加和 N-乙醯-β-葡萄糖胺酶釋放等。

（4）對實驗性胰腺炎的作用

BN_{52021} 一次注射 5 mg / kg 可阻斷蛙皮膽囊肽誘導的大鼠急性胰腺炎中氧化自由基的形成，這提示銀杏內酯 B 對治療急性胰腺炎有著潛在的作用。

（5）對肝硬化的治療作用

與安慰劑對照，GbE 具有增加肝微循環，改善肝功能作用。

（6）對肝細胞膜的保護作用

銀杏總黃酮對肝細胞膜有保護作用。其機理可能與Egb761 滲入膜磷脂層有關，也可由腎上腺受體調節 Na^+ 的

跨膜轉運或刺激 ATP酶活性，抗自由基，減少脂質過氧化，對紅細胞膜有保護作用。

（7）對肝臟的保護作用

試驗表明銀杏葉提取物能降低丙氨酸酶的活性，抑制四環素對肝臟的毒性。

5. 對呼吸系統的作用

（1）祛痰消炎作用

銀杏乙醇提取物給小鼠腹腔注射，可使呼吸道酚紅排泄增加，似有祛痰作用。

（2）對支氣管平滑肌作用

銀杏葉提取物對氣管平滑肌具有直接鬆弛作用，心得安能對抗此作用，提示其作用可能與激活 β – 腎上腺受體有關。

（3）對哮喘的緩解作用

血小板活化因子（PAF）是哮喘的重要介質之一。銀杏內酯對各種氣道高敏性具有保護作用。BN_{52021} 可抑制肺過敏反應。

（4）對肺循環的作用

PAF 能導致大白豬肺動脈管的血管收縮，切除迷走交感神經不影響其變化，但靜注 BN_{52021}（5 mg / kg）阻止了收縮。故 BN_{52021} 在治療肺源哮喘方面有臨床價值。

（5）抗肺囊蟲作用

大鼠接種卡氏囊蟲滋養體實驗治療，白果內酯每日 100 mg / kg，連續 8 日，原蟲數量減少 99%。

6. 對泌尿生殖系統的作用

（1）對腎損傷的治療作用

BN_{52021} 能抑制 PAF、內毒素及肌注甘油等引起的鼠腎小球濾過速度和腎血流量的減少。說明 BN_{52021} 能治療腎損傷。

（2）對治療蛋白尿的作用

卵清白蛋白激發引起過敏反應，BN_{52021} 則依賴劑量減少了這些過敏反應的介質產生，對治療蛋白尿等有益。

（3）對減少腎中毒的作用

CsA 是腎移植中最重要的治療劑，但它同時又會引起腎中毒。而銀杏內脂可能成為減少腎中毒的藥物。

（4）對生殖系統的作用

銀杏葉對抗抑鬱劑誘發的性功能障礙（主要與選擇性再攝取 5-HT 有關）療效達 84%，男女患者的有效率分別為 91% 和 75%，對性慾反應週期的 4 個階段均有積極的作用。

7. 對糖尿病的作用

給服尿嘌呤的小鼠服用槲皮素 $10\sim15$ mg／kg，有明顯的抗糖尿病作用。銀杏葉提取物口服 100 mg／kg 可防止注射四氧嘧啶而導致的糖尿病性視網膜病變。

8. 抑菌消炎作用

銀杏葉水煎液對金黃色葡萄球菌、痢疾桿菌、綠膿桿菌、變形桿菌、枯草芽孢桿菌及沙門桿菌等均有抑制作用，並對革蘭陽性細菌和革蘭陰性細菌亦都有良好的抑制生長作用。有效成分為接有不同側鏈的漆樹酸，可用於燒傷、燙傷和放射病等急救。

銀杏葉提取物對臨床分離的致齲變形鏈球菌體外抗菌試驗結果表明，銀杏葉提取物在 62.5 g／L 最低濃度時，即

有較好的抑菌作用。

9. 抗自由基作用

自由基是由具有不配對電子，即具有奇數電子的原子、原子團、分子或離子。即在人身細胞物質基態氧（O_2）上加入一個電子（O_2^-），就變了「超氧化物自由基」或「超氧化物陰離子自由基」、「氫氧自由基」、「過氫氧自由基」，及「單線態氧」、「脂質過氧化物」、「NO自由基」等。

越來越多的證據表明，過量的自由基可引起廣泛的損傷，與炎症、腫瘤、免疫性疾病和衰老等密切相關。自由基參與心腦血管疾病的發生和發展。許多病理情況下（如缺血等）或機體防禦機能下降（如 SOD 含量減少等）均可產生過量自由基。自由基在體內的存在時間較短，但其有極強的化學活性，能產生巨大的連鎖反應，對細胞及組織損害極大。

銀杏葉中提取物中黃酮類直接捕捉和清除超氧陰離子自由基和過氧化氫，阻止和抑制氧自由基反應和脂質過氧化反應的病理性加劇，同時，黃酮類還參與調節和提高體內抗氧化霉（SOD、GAT、GPO）的活性。銀杏葉提取物有很強的抗自由基作用。用濃度 2.66 / L 的銀杏葉提取物，對自由基的清除率達 93.73%。

10. 抗血小板活化因子（PAF）作用

血小板活化因子（PAF）為內源性活性物質，是一種新的炎症介質，又稱 PAF酰醚。

PAF 的生物活性主要是與特異性結合部位（受體）結合而產生的，亦可直接刺激某些細胞釋放活性介質而產生

作用。其活性是組胺的 1000 倍。PAF 能激活血小板使其形態改變和凝集。

　　PAF 是迄今最強的血小板凝聚的誘導劑，與心腦血管疾病的發生與發展密切相關，直接參與血栓的形成，PAF可刺激冠狀動脈和腦動脈，引起收縮、痙攣，使冠脈和腦血流量減少，導致心肌和腦組織缺血；PAF 可損傷血管壁內皮細胞，並使平滑肌細胞增生，加速動脈粥樣硬化的形成，導致心腦血管疾病；PAF 可直接刺激白細胞，使其趨化、脫顆粒，暴發性產生過氧陰離子自由基（O_2^-）。PAF還與其他許多疾病，如哮喘、休克、炎症、胃潰瘍、器官移植的排斥反應及腎病的發生密切相關。

　　銀杏內酯對 PAF 受體有很強的特異性抑制作用，能高度選擇性的拮抗 PAF 誘導的血小板凝聚。其中以銀杏內酯B 作用最強。

11. 抗腫瘤作用

　　以銀杏綠葉粗提物對 EB 病毒進行抑制作用實驗，發現十七碳烯水楊酸和白果黃素均有很強的抑制活性，大大超過了具有很強抗致癌啟動因子的維生素 A 酸。

　　銀杏總黃酮和消癌靈能增加荷瘤小鼠胸腺重量及 SOD活性水平，調動機體內在的抗腫瘤能力，對防治腫瘤具有一定的意義。

　　銀杏內酯 A、B、C 或單味銀杏內酯 B 可以應用於轉移癌的治療。它能提高抗癌化療效果，減少不良反應。

12. 對免疫系統的作用

　　Egb 是淋巴細胞的活化劑，可使淋巴細胞脫氫酯酶活性增強，從而增強淋巴細胞的活性，並能增強巨噬細胞的

非特異性吞噬功能。

13. 抗休克作用

休克是一個多因素參與的複雜病理過程，血小板活化因子（PAF）是休克和損傷引起外周循環損害的介質之一。應用 PAF 特異性受體拮抗劑 BN_{52021} 可較好地逆轉多種休克狀態，提高存活率。

14. 對器官移植排斥反應的保護作用

有人對肺的保存進行了研究，證實 BN_{52021} 能大大延長肺的保存和大力改善被保存肺的功能，因此銀杏內酯可應用於肺移植的供體和受體中，使遠距離肺移植成為可能。

15. 抗紫外線作用

小鼠肝細胞接受不同劑量的紫外線照射後，線粒體的結構和功能受到不同程度的損傷，銀杏葉中槲皮素黃酮苷類可以明顯抑制這種變化，從而保護紫外線引起的線粒體的結構和功能的損傷。

16. 對美容護髮的作用

銀杏提取物中加入其他輔助材料製成的化妝品，可改善皮膚血管末梢循環，促進和刺激毛髮生長及皮膚改善。

17. 對耳、眼的作用

對兔眼角膜損傷後的炎症反應研究發現，BN_{52021} 對免疫綜合徵結膜炎和角膜水腫有潛在治療作用。

18. 毒性

每日靜脈注射 10 倍或 40 倍於人用量的乙醇提取液，連續 1 星期，大犬出現流涎、噁心、嘔吐、腹瀉、食慾減退等腸胃症狀。組織切片可見小腸黏膜分泌亢進。從試驗結果顯示銀杏葉提取物毒性極低。

(二)白果的現代藥理研究

1. 對呼吸系統的作用

白果乙醇提取物給小鼠腹腔注射，可使呼吸道酚紅分泌增加，似有祛痰作用。與對照組比，能使氣管黏膜分泌機能改善、杯狀細胞減少、黏液分泌減少、炎症病變減輕。

2. 改善微循環作用

腸系膜微循環標本，經十二指腸給白果製劑 30 分鐘後再觀察，比較給藥前後之差值，顯示銀杏可以顯著對抗家兔血栓的形成。

3. 對血液黏度的影響

結果顯示，銀杏可以明顯改善血瘀家兔的血液黏度。

4. 抗血栓作用

結果顯示，銀杏具有明顯對抗血栓形成的作用。

5. 抗自由基作用

大鼠實驗結果：提示銀杏種仁確有抗自由基作用。

6. 耐缺氧作用

受試小鼠常壓耐缺氧存活的時間顯著長於對照組（P < 0.05），耐缺氧存活時間延長 15%，提示銀杏種仁具有耐缺氧作用。

7. 抗疲勞作用

受試組小鼠負重游泳時間明顯長於對照組負重游泳時間（延長 51.4%），且差異有顯著性（P < 0.05），提示銀杏種仁具有抗運動疲勞的作用。

8. 抗衰老作用

受試組果蠅與對照組比較，雌雄性果蠅的平均壽命分別

延長 7.3% 和 11.4%（P < 0.05）。最高壽命分別延長 2 天、3 天。實驗提示銀杏種仁具有一定的延緩衰老的作用。

9. 抗菌作用

銀杏汁，白果酚，尤其是白果酸，體外試驗，對人型結核桿菌和牛型結核菌有抑制作用，但血清能明顯減弱白果酸的抗結核菌作用。白果對葡萄球菌、鏈球菌、白喉桿菌、炭疽桿菌、枯草桿菌、大腸桿菌、傷寒桿菌等多種致病菌也有不同程度的抑制作用。

10. 其他

銀杏水提取液能抑制 6- 磷酸葡萄糖脫氫酶、蘋果脫氫酶和檸檬脫氫酶，此種抑酶成分可被甲醇沉澱。

11. 毒性

白果酸和銀杏毒有溶血作用。銀杏毒對蛙的中樞神經系統有麻痺作用。兔注射銀杏毒 0.2 g/kg，先有短暫的血壓上升，而後下降，呼吸困難，動物驚厥而死。白果所含中性成分，給小鼠皮下注射 6 mg/kg 亦可引起驚厥和死亡。

（三）外種皮的現代藥理研究

1. 對心血管的作用

銀杏外種皮水提取物有降低麻醉狗等動物血壓的作用。研究表明，銀杏外種皮水提取物（簡稱 Gb）0.02 g/kg 能顯著降低麻醉狗血壓。血壓下降有一個短暫、輕微的上升反應，然後迅速下降，維持約 2 分鐘，同樣劑量的 Gb 能使狗左心靜脈壓（LVP）降低 63.1%（P < 0.01）。

實驗表明，銀杏外種皮水提物對心血管的作用，與銀杏葉基本相似。

2. 對呼吸系統的作用

銀杏外種皮水溶性成分和銀杏乙素均對 HA 所致的氣管平滑肌收縮反應拮抗作用最好。在未致敏豚鼠肺灌流實驗，結果表明：外種皮水溶性成分能拮抗 HA 所引起的肺灌流量減少；在肺溢流實驗中，銀杏乙素對 SRS-A 和 HA 所致肺溢流增加有拮抗作用。

3. 抗過敏作用

實驗發現，銀杏外種皮水溶性成分具有免疫抑制作用，並具有與地塞米松藥物相類似的抗過敏性作用。

實驗表明，銀杏外種皮水溶性成分 100 mg／kg 或 200 mg／kg 能阻止過敏介質釋放及肥大細胞脫顆粒作用，並能直接拮抗過敏介質引起的豚鼠回腸平滑肌的收縮反應。這對預防過敏性疾病將有一定的臨床意義。

4. 對腫瘤的抑制作用

銀杏多糖在體外對小鼠脾臟 T 細胞及 B 細胞的增殖試驗中，證明它荷對瘤小鼠的免疫功能具有促進作用。此外，銀杏外種皮多糖對小鼠腫瘤細胞生長有抑制作用。

5. 對免疫功能的影響

體外實驗，銀杏外皮多糖（GBEP）可促進荷瘤小鼠脾 B 淋巴細胞增殖。體內實驗，GBEP 不僅促進荷瘤小鼠 T 淋巴細胞和 B 淋巴細胞增殖，還能增強荷瘤小鼠 NKC 活性及 IL-2 活性。

6. 抗疲勞和抗衰老作用

在一定範圍內，濃度越大，其抑制作用越強。實驗結果表明，Gb 有抗疲勞和抗衰老作用。

7. 抗炎作用

銀杏甲素、乙素、銀杏多糖三種成分對早期炎性滲出、慢性炎症和免疫性炎症均有效，它們與對照組的地塞米松作用相似。

8. 抗眞菌作用

銀杏外種皮石油醚提取物和乙醇提取物對 22 種臨床常見致病性真菌實驗研究結果表明：銀杏提取物 0.5%濃度，其抑制真菌的效力相當於 0.5%的克霉唑。實驗結果還發現，銀杏甲、乙素對其他真菌亦有極顯著的抑制作用。

9. 抗缺氧作用

用銀杏外種皮水溶性成分對小鼠進行耐缺氧試驗，結果表明，外種皮水溶性成分能明顯延長常壓缺氧條件下小鼠的存活時間。

10. 急性毒性

銀杏外種皮水溶性成分給小鼠作腹腔注射，用藥 10 分鐘左右小鼠出現煩躁不安、驚跳、抽搐，而後死亡。死亡多半集中在 20 分鐘內。

綜上所述，銀杏外種皮的藥理作用與銀杏葉有很多相似之處。對心腦血管作用，沒有銀杏葉顯著，但銀杏外種皮多糖是銀杏外種皮的主要活性成分，具有多種藥理作用，很有開發利用價值。

（四）銀杏樹根的排石作用

銀杏樹根用於排石的機理是在減低輸尿管張力、擴大管腔和促進蠕動，促使輸尿管結石的排出，並認為配合大量飲水有利於結石的排出。研究者認為，銀杏樹根對輸尿管平滑肌的作用，不是由受體起作用而是由植物神經起作用。

第四章
銀杏開發利用以科學、規範、
安全、有效爲前提

　　安全、有效是銀杏藥品和保健食品開發的基本要求，也是衡量產品質量優劣的主要標誌。藥品和保健食品是防病、治病和營養健身的特殊物品，質量必須優良，才能確保安全、有效。

　　中國生產銀杏葉提取物工廠最多達 100 餘家，其中，部分工廠由於生產工藝落後，產品質量達不到國際標準，而滯銷或降價銷售，造成生產虧本，停產倒閉。又如中國最早生產出的舒血寧銀杏葉片（又名 6911），也是因為製劑內酚酸類含量高，副作用較大，而停止生產。

　　銀杏葉飲料中，有的口服液原花色素含量過高，對人有一定毒性，也有的口服液有效成分黃酮含量，僅有 3 mg / 100 ml。這樣的飲品對人體不僅無益，反而有害。而日本同類產品黃酮含量達 24 mg / 100 ml，美國銀杏保健食品膠囊，每粒含黃酮 14.5 mg，比中國生產的銀杏葉製劑含量還高，其保健效果明顯。

　　因此，要使銀杏藥品和保健食品開發立於不敗之地，必須強化產品的質量管理，嚴格執行國家制定的藥品和保健食品管理法規，制定和完善產品標準，規範生產工藝，以確保銀杏藥品和保健食品穩定、安全、有效。

一、銀杏葉有效成分的提取

1.銀杏葉的質量要求

銀杏葉質量優劣直接影響銀杏葉提取物有效成分含量的高低，而銀杏葉提取物則是銀杏葉製劑和保健食品的主要原料，沒有好的原料，就不會有好的藥品和保健食品。因此，世界各國對銀杏葉的質量均有嚴格要求。

（1）中國對銀杏葉質量的要求

中國對藥用銀杏葉有嚴格的質量要求，在使用前必須進行藥材鑑別，理化鑑別和有效成分測定，以保證藥用質量。《中國藥典》對銀杏葉規定為：

本品為銀杏科植物銀杏 Ginkgo biloba L. 的乾燥葉。秋季葉尚綠時採收，及時乾燥。

【性狀】本品多皺褶或破碎，完整者呈扇形，長 3～12 cm，寬 5～15 cm。黃綠色或淺棕黃色，上緣呈不規則的波狀彎曲，有的中間凹入，深者可達葉長的 4／5。具二叉狀平行葉脈，細而密，光滑無毛，易縱向撕裂。葉基楔形葉柄長 2～8 cm。體輕。氣微，葉微苦。

【鑑別】取本品粉末 4 g，透過規定程序，可見照薄層色譜法試驗，供試品色譜中，在與對照品色譜相應的位置上，顯相同顏色的熒光斑點。

【含量測定】按照高效液相色譜法測定。

總黃酮醇苷含量 ＝（槲皮素含量＋山奈素含量＋異鼠李素含量）× 2.51

本品按乾燥品計算，含總黃酮醇苷不得少於 0.40%。

【炮製】去淨雜質，篩去泥土。

【性味與歸經】甘、苦、澀、平。歸心，肺經。

【功能與主治】斂肺，平喘，活血化瘀，止痛。用於肺虛咳喘，冠心病，心絞痛，高血脂。

【用法與用量】9～12 g

【注意】有實邪者忌用。

【貯藏】置通風乾燥處。

（2）歐美各國對銀杏葉質量的要求

美國對銀杏葉的主要成分、重金屬含量，農藥殘留及微生物限量均有嚴格規定，如表 4-1。

德、法等國製藥公司，制定了嚴格的銀杏葉質量標準。在葉子綠色時採摘，葉子採摘後一定要在 8 小時內送入乾燥機，以免葉子發酵；嚴格控制葉子進入乾燥機的溫

表 4-1　美國藥典中對銀杏葉質量的要求

包裝和貯存	密封容器，避光，保持乾燥
標籤	銀杏葉、屬，種
植物學特性	
肉眼	肉眼觀察
鏡下	顯微鏡觀察
鑒定	用兩種定性 TLC 試驗方法測定黃酮和萜
主要成分和無關有機物質	≤3.0%和 2.0%
乾燥丟失	≤11.0%（在 105℃，2 小時後）
重金屬	≤11.0%
農藥殘留物	規定限量，USP 方法
微生物限量	總細菌≤10000 個/g，菌絲和酵母≤100/g 無沙門氏菌和金黃色葡萄球菌
總黃酮糖苷含量	≥0.8%（HPLC-UV 在水解後）

度；烘乾後的葉子的含水率為 8%，而且在任何情況下均不能超過 10%，壓製後用麻袋包裝以保證良好的貯存；確認沒有其他雜物混入葉中後，裝入集裝箱，並用鋁封，這些標準有專人監督執行。

除此之外，他們還要求銀杏葉的產地、樹木的種植方式，肥料使用控制，殺蟲劑和除草劑，採摘日期和條件，貯存及主要參數分析：包括氣味、顏色、水分含量、提取物乾粉，銀杏內酯 A、B、C 和白果內酯的比例，都由在現場技術人員連續實施監測。

2.銀杏葉有效成分提取

銀杏葉提取物（GEB）的製法在文獻中有很多報導，主要有蒸餾（或水提取）法、丙酮提取法、乙醇提取法、醇類提取—樹脂法、超臨界 CO_2 提取法。目前，國內使用較多的為乙醇提取—樹脂法。

（1）水蒸汽蒸餾（或水提取）法

該方法設備簡單，但收率較低，現已很少用。

目前，國內對銀杏的提取工藝進行了一些改進，用水乙醇作溶劑，工藝簡單，收率高，質量優。

（2）超臨界流體提取法

超臨界流體提取技術的迅速發展，用該技術提取植物中的活性成分也越來越廣泛，與上述提取工藝相比較，具有提取效率高，無殘留溶劑、活性成分和熱不穩定成分不易被分解破壞而保持天然特徵等優點，同時還可以由控制臨界溫度和壓力達到選擇性提取和分離純化的目的。

（3）Egb761 的提取法

目前國際公認的提取方法是 EGB761 的專利提取工藝。

二、銀杏葉提取物的質量標準

銀杏葉提取物 EGB761 是一個整體，它含的各種成分是不可分開的，而正是這樣一種混合體保證了其所具有的治療作用。因此，世界衛生組織和歐洲共同體指南中明確規定，只有全提取物被視為有效成分，而不是單種成分。這為制定銀杏葉提取物質量標準提供了客觀依據。

現在用於製造藥品的銀杏葉提取物質量標準，各國不完全相同，都是由各廠商依據自己的標準進行質量控制。

中國銀杏葉提取物質量尚無統一標準。目前，部分製藥的指標，仍只有一個黃酮苷明確表示，萜內酯的檢測和限量沒有規定，GBE 出口主要根據外商提供標準，並加以控制，只要外商認可就行。

三、銀杏葉提取物及製劑質量分析

1. 銀杏葉提取物質量綜合評價

德國對銀杏葉提取物質量評價，是由專家組依據德醫學法令，對草藥的質量、效果和安全性進行審查，並進行醫學評價。

2. 銀杏葉提取物及其製劑有效成分含量測定

銀杏葉提取物及其製劑國際上並沒有正式統一標準，也沒有統一的含量測定方法，各廠商有自己的控制指標。

（1）銀杏葉提取物黃酮類含量測定

由於黃酮類和萜類內酯物理化學性質上的差別，往往

分別進行。

① 黃酮類含量測定

a. 絡合——分光光度法

b. 衍生化——氣相色譜法

c. 反相高壓液相色譜法（PP–HPLC）——這是目前使用較多的方法。

d. 超臨界流體色譜法（SFC）——是一種新技術，它結合了 GC 和 HPLC 的優點，近年來在國際上發展很快，目前中國還處在探索階段。

② 銀杏葉提取物萜類內酯含量測定

由於萜類內酯在銀杏葉中含量較低，且常溫下在有機溶劑中溶解度小，測定比較困難，受雜質干擾嚴重。目前探索出以下幾種方法：

a. 熱射流 TSP 結合液質（LC–MS）聯用測定法——靈敏度低，只能作為半定量。

b. 核磁共振法——靈敏度高，可達 1 μg。

c. HPLC 法——最低檢出限量 0.2 μg。

四、白果質量標準及鑒別方法

1. 白果的等級標準

白果是藥食兼用的特殊商品，目前多為食用，藥用量較小。其商品標準亦具有兼用的特點。一般內貿和外貿部門對等級標準規定較具體，而作為藥用則多對白果品質提出明確要求。

為了保證商品質量和按質論價的需要，產品必須分等

分級。白果分級一般按單果重量、品質和外觀進行。由於品種不同，單果重量很不一致，即同一品種差異也很明顯。如小型果單粒重只有 1.3 g，大型果如湖北紅安 29 號單粒重 4.15 g。至今，全國尚未統一白果質量檢驗分級標準。各地收購時，一般均按外貿出口要求分為佛手和圓籽兩大類收購。一般把長籽類和部分馬鈴類都劃分為佛手，而將龍眼類、梅核類和部分馬鈴類都劃分為圓籽。

現將《中國藥典》及《常用中藥鑒定大全》等，提出白果的商品等級標準介紹如下：

《中國藥典》，原規定白果，以殼色黃白、種仁飽滿、斷面色淡黃色為佳（2000 年《藥典》：白果稍蒸，或略煮後，烘乾。）

《常用中藥鑒定大全》將白果規格標準，按大小劃分 1～3 等，以身乾、粒大、色白、肥壯充實為佳。

《中藥大辭典》對銀白果規格標準的劃分與前者基本相同。以外殼白色、種實飽滿、裡面色白者為佳。

《安徽中藥志》將白果規格劃為統貨：乾貨。

《中國商品大辭典·果品分冊》載有江蘇省和浙江省兩個地方白果規格標準。

佛手白果：江蘇省規格質量標準——

一級（大佛子）每千克 360 粒以內。身乾，肉飽滿，不霉不爛，不破碎，無蟲眼。

二級（中佛子、小長頭）每千克 361～440 粒。

三級（小佛子）每千克 441～520 粒。

梅核白果，又稱圓白果：浙江省規格標準。

一級：每千克 320 粒以內。

二級：每千克 321～400 粒。

三級：每千克 401～500 粒。

成熟飽滿，粒大均勻，外殼白淨，乾燥適度，無僵粒、風落果、斑點霉變、浮果、破碎。

《銀杏栽培和產品加工技術》與《銀杏豐產栽培》等書中，根據各地收購等級和吸收有關專家的意見，擬定全國白果分級標準，供參考。

表 4-2　白果分級標準（建議）

級別		每千克個數	平均單粒重(g)
特級	特大粒	＜240	≧4.1
一級	較大粒	241~300	40.~3.3
二級	大粒	301~360	3.2~2.8
三級	中粒	361~400	2.7~2.5
四級	小粒	401~455	2.4~2.2
等外	特小粒	＞456	＜2.2

2.白果質量標準的鑒別方法

浙江省採用的質量鑒別方法，有觀察、搖果、聽音、水沉等。觀察時殼以潔淨光亮，種仁鮮綠，為新鮮；灰白粗糙，有黑斑點，已久貯變質。取果用手搖晃，聽其內聲，無聲為佳；有聲則殼內果肉乾癟、萎縮，種仁漿汁減少，質量較差。水沉是將白果投入水中，浮出水面為次果，沉下為好果。成熟度的識別，種核殼淡黃，是成熟的表現；種仁用手指捻開裂，無汁液流出者，為成熟果。

江蘇省採用感觀和檢測質量標準方法。如吳縣等地收購白果，先隨機稱樣 0.5 kg，清點數後，倒入水中，清點

浮籽個數，根據收購白果每千克種核數和等級差價計算該商品價格，再適當扣除浮粒後，則為該商品的成交價格。

這樣把質量檢測與價格直接掛鉤的做法，既體現了優質優價，同時又保證了收購商品的質量。

五、合理利用，取利避害

銀杏是藥食同源的名貴中藥材，既可用於防病治病，又有製作多種營養豐富的名貴食品。銀杏的食用方法很多，一般多為熟食，但生食的也有。食用銀杏中毒，多為生食或熟食過量造成的，其中以兒童居多。對銀杏的毒副作用，早已受到關注，宋代詩人梅堯臣在總結和贊美銀杏五言詩中就有「剝核手無膚」的詩句，說明當時勞動群眾直接用手搓去外種皮，致使皮膚發生強烈刺激，而導致嚴重的損害。

古代本草也多次提出銀杏多食「壅氣動風」，「昏霍發驚」等。銀杏雖有毒，但只要掌握用量，合理用藥，取利去害，銀杏中毒是可以避免的。

1.銀杏中毒機理

據國內外報導，白果毒性成分包括銀杏酸，4′-甲氧基吡哆醇和氰苷。

銀杏酸（屬雞腰果酸類）為 2 類有毒成分，為皮膚接觸性致敏劑，對皮膚有較強的致敏性，且銀杏酸有溶血作用。

4′-甲氧基吡哆醇，稱銀杏毒素（ginkgotoxin），也為 2 類有毒成分，可經消化道和呼吸道及皮膚吸收，由腸與

腎臟排泄，可引起腸炎和腎炎。

氰苷除白果仁含有外，杏、桃、李、枇杷、楊梅、櫻桃、蘋果、亞麻的果仁以及木薯亦含有此種毒性成分。氰苷遇水和胃酸分解可放出氫氰酸而致中毒。

2.銀杏中毒的原因

銀杏中毒是因為銀杏含有有毒成分，生食或熟食過多造成的。《食物本草》中即指出：「昔有飢者，以白果代飯食飽，次日皆死也。」《三元延壽書》亦云：「白果食滿千個者死。小兒尤不可多食，多食立死。」

據報導，1949 年 8 月左右，江蘇吳縣洞庭東山遭受了颱風侵襲。白果落果很多，農民撿回食用，結果出現數十起中毒事故。向月應報導，有 3 名兒童生食白果 20 多枚，1 名 4 歲兒童熟食白果 40 枚而中毒。

據分析，食白果中毒與中毒者年齡、體質及白果生熟等有關。年齡愈小中毒可能性越大，中毒程度也愈重；食量越多，體質越弱，則致死率也愈高。

3.銀杏中毒的症狀

兒童中毒較多見，一般 1～14 小時，最多 16 小時發病。年齡越小中毒越重，病情發展越快，預後越差。初期或輕者為嘔吐（多不伴噁心），腹痛腹瀉，食慾不振，頭昏頭痛。繼而或重者，伴有發熱（體溫多在 38～39℃，偶40.2℃），煩躁不安、精神遲鈍、對外界刺激反應強烈，有極度恐懼感，輕度響聲能引起抽搐、肢體強直、瞳孔散大、對光反射消失，血白細胞多在（12.3～40.4）×10^9。危重者可見神志昏迷、口吐白沫、脈搏微弱、呼吸困難、氣急唇紫，可因呼吸中樞麻痺而危及生命，但多數病人經

過救治可以恢復。

　少數病例伴有末梢神經功能障礙的表現，如雙下肢輕癱或完全性遲緩性癱瘓，膝反射減弱或消失。

4. 銀杏中毒的解救方法

（1）中藥解救法

　① 立即進行洗胃、催吐、導瀉等排毒措施，以祛積毒。口服中毒者宜服用芒硝、蓖麻油瀉下。如中毒時間過長又抽搐不止時可不進行催吐、洗胃。

　② 輕度中毒者，用白果殼 30 g，水煎服；或甘草 30 g，綠豆 60 g，煎服；或口服生山羊血每次 100～200 ml，每日 3 次。對末梢神經麻痺者，可用黃芪、防風、地龍各 30 g，炙甘草 20 g，水煎服。中毒較重者，急用生甘草 60 g 煎服。

（2）西藥解救法

　① 一旦發現，立即灌洗腸胃，同時服硫酸鎂或硫酸鈉導瀉。補液 1500～2000 ml，糾正酸中毒及電解質紊亂，脫水排尿，盡快排毒。

　② 服蛋清或活性炭，以減輕毒素的繼續吸收。

　③ 痙攣、煩躁不安、驚厥、抽搐者，給予安定，苯巴比妥鈉等鎮靜、抗驚厥藥。

　④ 呼吸困難、紫紺者，給氧，並予呼吸興奮劑，如可拉明、山梗菜鹼等，但驚厥期不宜用呼吸興奮劑。適當予以抗生素防止合併感染。

　⑤ 靜脈注射高滲葡萄糖或皮下注射腎上腺激素以維持心臟功能，如有心律衰弱，可予強心　等對症處理。

　（3）給予安靜環境，避免各種刺激，給予良好的護

71

理，觀察呼吸、血壓、脈搏情況，並對症處理。

（4）中毒實例

根據不同年齡、不同中毒症狀、不同治療方法的效果，列舉病例如下：

4 名兒童，男、女各 2 人。3 例各食白果約 20 粒（其中 1 例食生白果），另 1 例 4 歲小兒食煮熟的白果約 40 粒，食後 2～10 小時出現臨床症狀：開始均為呆滯、萎靡不振，或煩躁、哭鬧不安，3 例嘔吐，吐出的胃內容物有白果殘渣。隨後均發生四肢或面部抽搐，兩眼上翻，口吐白沫，1 例面色蒼白，1 例意識模糊，1 例昏迷、瞳孔散大、對光反射遲鈍，1 例後期發生腹瀉。2 例低熱。

呼吸：1 例每分鐘 50 次，1 例每分鐘 8～15 次，脈搏在 110～150 次／分。

化驗檢查：白細胞（14.4～19.7）$\times 10^9$／L，其中 2 例中性 77%～87%。2 例 PCO_2 13.9～17.5 mmol／L。1 例嘔吐物檢查 pH8.5，氰化物（－）。查肝功能及心電圖各 1 例結果正常。

治療：4 例均因抽搐不止或食入白果時間較久未作催吐、洗胃處理，給予導瀉洗腸、靜脈滴注 5%葡萄糖鹽水，2 例給予碳酸氫鈉、苯巴比妥鈉、安定、水合氯醛、冬眠靈等，鎮靜、抗驚厥，保持室內安靜，避免刺激，對呼吸衰竭者，選用山梗菜鹼、戊四氮等，心衰者使用西地蘭，並注意保肝治療。均痊癒。

5. 白果中毒的預防措施

（1）加強衛生宣傳

教育兒童白果不要生食或過量熟食，特別是銀杏產區

的兒童，以防止中毒。

（2）注意用量

同一種藥物，劑量大小和有無毒性反應或副反應強弱有直接關係。目前中藥雖然不像化學藥物那樣具有精確的起效量、極量和中毒劑量，但國家藥典和中藥學中對各種中藥的成人每日常用量均有明確規定。藥典中的白果湯劑量為 4.5～9 g，也有的中藥書中提出用量不超過 15 g，但兒童和年老體弱者應酌情減少。

（3）掌握用法，取利避害

白果生食有毒，綠色胚芽毒性更大，服量過大也可致中毒。但白果有的毒性成分溶於水，加熱可以揮發，減輕毒性。因此，掌握好使用方法，就能取其利，避其害，達到有效安全的用藥目的。如做食品，應去內種皮、胚芽，浸泡半天以上，加熱至熟透，才可食用。做藥用應打碎，煎服用量每次 5～10 g，每日 1 次，最大用量一般不超過 15 g。入丸、散內服者，用量適減，炒至發黃，才可研末和藥。

（4）因人因病選方，不得盲目使用

使用偏方、單方之前，必須先診斷，了解病情，在掌握病情的基礎上，對症選方，才能達到祛病健身的效果。避免藥不對症，濫用誤用。

（5）不得違禁使用

中藥既有適應證，又有禁忌證，銀杏也不例外。例如，《毒劇中藥古今用》曰：白果與西藥麻醉劑、鎮靜止咳劑等同用，會引起嚴重的呼吸中樞抑制。《藥典》（2000 版）曰：銀杏葉有實邪者忌用。孕婦及心力衰竭

者，對百路達銀杏葉膠囊應慎用。

目前，中國對用藥安全度掌握，目前主要靠經驗用藥，難以統一。如用藥劑量，有的患者用鮮銀杏葉 4～5 片泡茶飲，即可祛病健身；但有的臨床應用認為，用鮮葉 30～60 g，才能見效。可見，白果的中毒量以及銀杏葉的療效量和極量到底是多少還缺少科學依據。

為了使銀杏用藥安全有效，必須加強對白果毒性成分和毒理與量效關係以及安全性評價的研究，確定安全用量減少用藥的盲目性，使用藥建立在科學的基礎上。

六、強化措施，確保銀杏保健食品開發質量

保健食品世界各國雖然稱謂不一樣，但一般均認為，保健食品應有三個基本屬性，即食品基本屬性（營養、衛生）、修飾屬性（色、香、味、形），功能屬性（對人體生理機能有一定的調節和改善作用），其中功能屬性是保健食品所特有的。所謂保健食品，即上述三項屬性的完美體現和科學結合。

國家技術監督局 1997 年發布的保健功能食品通用標準（GB16740-1997）對保健食品下的定義為：保健（功能）食品是食品的一個種類，具有食品共性。能調節人體機能，適於特定人群食用，但不以治病為目的。這使中國保健食品在概念和名稱上有了統一認識，為保健食品開發指明了發展方向。

從保健食品的發展歷程來看，共分 3 個階段：第一代

保健食品，僅根據食品中營養素成分或強化的營養素來推知該食品的功能；第二代保健食品雖然經過人體或動物試驗，證明具有某項生理調節功能，但產品的功能因子不明確，作用機理不清楚；第三代保健食品係指不僅需要經過人體及動物試驗證明該產品具有某項生理調節功能，還需查明具有該項保健功能的功能因子的結構有效成分、含量及其作用機制。

21世紀，第三代保健食品將成為主流。這正是銀杏保健食品開發所追求的目標。

1.衛生部公布保健食品功能，為銀杏保健（功能）食品開發提供了科學依據和質量保證

衛生部1996－1997年分別頒布了12類保健食品功能，共24類。上述24種保健功能即：

①免疫調節；②延緩衰老和抗氧化；③改善記憶；④改善生長發育；⑤抗疲勞；⑥減肥；⑦耐缺氧；⑧抗突變；⑨抗輻射；⑩調節血脂；⑪減輕放、化療毒副作用和輔助抑制腫瘤；⑫改善性功能；⑬輔助降血糖；⑭改善胃腸道功能；⑮改善睡眠；⑯改善營養性貧血；⑰對化學性肝損傷有輔助保護作用；⑱促進泌乳；⑲美容（祛痤瘡；祛黃褐斑；改善皮膚水分和油分）；⑳改善視力；㉑促進排鉛；㉒清咽潤喉；㉓輔助降血壓；㉔改善骨質疏鬆和增加骨密度。

以上功能必須按衛生部頒布的《保健食品功能評價程序和檢驗辦法》進行實驗和評價。

國家技術監督局1997年2月28日發布、1997年5月1日開始實施《保健（功能）食品通用標準》（以下簡稱

《標準》)。《標準》的發布徹底結束了過去那種隨心所欲編寫保健食品功能說明的歷史。凡進行超出標準範圍的保健食品功能學評價時，應由保健食品的研製生產者提出檢驗及評價方法，經保健食品功能學檢驗機構驗證及衛生部組織專家評審通過後，該功能學檢驗和評價方法可列入標準。

關於保健食品的外觀和感觀特性，《標準》還明確規定：「應具有類屬食品應有的基本形態、色澤、氣味、滋味、質地。不得有令人厭惡的氣味和滋味。」保健食品標準化、規範化，為保健食品安全、有效、生產提供了科學依據，是銀杏保健食品開發必須遵循的原則。

與西醫不同，根據中醫食療法的理論，食物與中藥一樣都具有「功效」，而功效是由它自身的「性」、「味」、「歸經」、「升浮沉降」及「補瀉」等特性決定的，並將中藥保健食品的功效歸納為：預防疾病、滋補保健、延緩衰老及防治疾病等幾個方面。可見中醫對保健食品（相同如藥膳），同樣特別注重對人體機能的調節作用，但它的顯著特點是以中醫藥理論為基礎，根據人們的體質和患者的病症進行辨證施膳，更具有針對性。

2.藥膳的配伍禁忌

藥膳食品不是一般營養食品，是現代所稱的功能性食品。為了保證食品安全，在藥膳配方中，應注意中藥配伍禁忌、中藥與食物配伍禁忌和食物與食物配伍禁忌，避免相克降低功效或產生毒副作用。

（1）中藥配伍禁忌

藥膳的主要藥物是中藥，在用中藥與食物配伍、炮製

和應用時要遵循中醫理論，嚴格掌握中藥的配伍禁忌。古人總結了中藥「十八反」與「十九畏」一直沿用至今。現代中醫藥研究者們由實驗研究並結合臨床運用觀察，認為「十八反」、「十九畏」不是絕對的配伍禁忌，但「十八反」中的藥物多為劇毒。古人有訓，在無新的科學論證結論以前，作為參考還是有意義的。

① 「十八反」：具體內容是甘草反甘遂、大戟、海藻、芫花；烏頭反貝母、瓜蔞、半夏、白蘞、白及；藜蘆反人參、沙參、丹參、玄參、細辛、芍藥。

② 「十九畏」：具體內容是硫磺畏樸硝，水銀畏砒霜，狼毒畏密陀僧，巴豆畏牽牛子，丁香畏鬱金、川烏，草烏畏犀角，牙硝畏三棱，肉桂畏石脂，人參畏五靈脂。

（2）孕婦用藥禁忌

某些藥物具有損害孕婦及胎兒以致墮胎的毒性作用，所以應該作為妊娠禁忌的藥物。

① 毒性強的藥：巴豆、牽牛、大戟、斑蝥、商陸、麝香、三棱、莪朮、水蛭、虻蟲等。

② 通經祛瘀、行氣破滯的藥：桃仁、紅花、大黃、枳實、附子、干生薑、肉桂等。

（3）中藥與食物配伍禁忌

① 豬肉反烏梅、桔梗、黃連、胡黃連、百合、蒼朮。

② 地黃忌諸血、蘿蔔、蒜、蔥、何首烏、蜜。

③ 羊肉反半夏、菖蒲，忌銅、朱砂。

④ 狗肉反商陸，忌杏仁。

⑤ 鯽魚反厚朴，忌麥冬。

⑥ 牛膝忌牛肉。

⑦薄荷忌鱉肉。

⑧茯苓忌食醋。

⑨鱉甲忌莧菜。

⑩人參忌蘿蔔、龜肉。

⑪白朮、蒼朮忌雀肉、青魚、桃、李、白菜、芫菜、大蒜。

⑫甘草忌豬肉、白菜、海菜。

⑬附子、烏頭忌豉汁、稷米。

⑭白果忌鰻魚。

（4）食物與食物配伍禁忌

①豬肉忌羊肝、蕎麥、鴿肉、鱉肉、鯽魚、田螺、豆類、梅子。

②羊肉忌食醋、乳酪、豆醬、蕎麥、南瓜。

③狗肉忌鯉魚、鱔魚、大蒜、蔥、茶。

④鯽魚忌芥菜、豬肝。

⑤豬肝忌鵪鶉、雀肉、番茄、辣椒、毛豆、山楂、蕎麥、豆醬。

⑥牛肉忌粟子。

⑦牛肝忌鮎魚、鰻魚。

⑧牛奶忌紅糖、橘子、巧克力、鈣粉、豆漿、米湯。

⑨羊肝忌豬肉、竹筍。

⑩鴨蛋忌桑葚子、李子。

⑪雞肉忌芥末、鯉魚、糯米、李子。

⑫鱉肉忌兔肉、鴨肉、莧菜、雞蛋。

⑬兔肉忌生薑、芥末、橘子、鱉肉、雞蛋。

⑭鯉魚忌紅豆、鹹菜、雞蛋。

⑮ 黃魚忌蕎麥。

⑯ 蝦忌番茄、維生素 C。

⑰ 蟹忌柿、梨、花生、茄子、泥鰍、香瓜、石榴、桑葚。

⑱ 龜肉忌莧菜、酒。

⑲ 芹菜忌黃瓜、蜆、蛤、毛蚶、蟹。

3.銀杏保健食品開發對選方和組方的要求

以《保健食品管理辦法》為依據，根據銀杏所具有的功能，開發滿足特殊人群需要的保健食品。白果是藥食兼用中草藥，在選方和組方時，應結合中醫中藥理論，中藥的配伍原則和方劑學原則制方。由於白果保健食品是以傳統藥膳為主，故在選方和配方時，應根據辨證施膳原則，擬定特色配方，拓展藥膳的功能，用途。

現代藥膳學不能僅拘泥於以往「宮廷秘方」、「祖傳秘方」、「地方驗方」，而是應科學合理，安全有效，防止用量過大引起副作用。而白果藥膳成人用量 1 劑中以不超過 10 g 為宜。銀杏葉保健食品是以銀杏茶為特色，其中，以銀杏葉為原料，按照常規的茶葉加工工藝，結合銀杏葉形狀、質地特點，經過殺青、揉捻、乾燥等製成，也有以茶葉為載體，將銀杏葉提取液噴灑在茶葉上，使其吸收，再烘乾，而大部分銀杏葉保健茶則與藥食同用中藥或果品蔬菜為原料配製而成。

銀杏葉與白果不同，有效成分清楚，並經過大量藥理試驗研究，治療心臟血管疾病療效顯著。因此，銀杏葉保健食品，在選方與組方時，應在保健茶上多做文章，突出重點，加強針對性，以提升保健功效水平。

為了使銀杏保健食品安全、有效，在組方時，要嚴格遵照規定選用政府批准的適用於保健食品的藥食共用物品。

2002年3月1日衛生部公布了《關於進一步規範保健食品原料管理的通知》，對藥食同源物品、可用於保健食品的物品和保健食品禁用物品做出具體規定，是中藥保健食品組方中必須遵守的法規。

為了便於組方時選用和讓讀者了解此新規定，現將三類物品名單介紹如下：

既是食品又是藥品的物品名單（按筆畫順序排列）：

丁香、八角茴香、刀豆、小茴香、小薊、山藥、山楂、木瓜、火麻仁、代代花、玉竹、甘草、白芷、白果、白扁豆、白扁豆花、決明子、百合、肉豆蔻、肉桂、佛手、杏仁（甜、苦）、沙棘、牡蠣、芡實、花椒、阿膠、昆布、金銀花、青果、枳椇子、枸杞子、砂仁、胖大海、茯苓、香櫞、香薷、桃仁、紅豆、桑葉、桑葚、馬齒莧、烏梢蛇、烏梅、桔梗、益智仁、荷葉、萊菔子、高良薑、淡竹葉、淡豆豉、菊花、菊苣、魚腥草、梔子、麥芽、黃芥子、黃精、紫蘇、紫蘇籽、葛根、黑芝麻、黑胡椒、棗（大棗、酸棗、黑棗）、蒲公英、蜂蜜、蓮子、槐米、槐花、酸棗仁、蝮蛇、餘甘子、薑（生薑、乾薑）、榧子、橘皮、薄荷、薏苡仁、薤白、橘紅、龍眼肉（桂圓）、鮮白茅根、鮮蘆根、覆盆子、雞內金、藿香、羅漢果、鬱李仁。

可用於保健食品的物品名單（按筆畫順序排列）：

人參、人參葉、人參果、三七、土茯苓、大薊、女貞

子、山茱萸、川牛膝、川貝母、川芎、丹參、五加皮、五味子、升麻、天門冬、天麻、太子參、巴戟天、木香、木賊、牛蒡子、牛蒡根、北沙參、平貝母、玄參、生地黃、生何首烏、白及、白朮、白芍、白豆蔻、石決明、石斛（需提供可使用證明）、地骨皮、竹茹、西洋參、吳茱萸、杜仲、杜仲葉、沙苑子、牡丹皮、赤芍、車前子、車前草、佩蘭、刺五加、刺玫果、玫瑰花、玫瑰茄、知母、苦丁茶、金蕎麥、金櫻子、青皮、厚朴、厚朴花、枳殼、枳實、柏子仁、珍珠、胡盧巴、茜草、韭菜籽、首烏藤、香附、紅花、紅景天、骨碎補、桑白皮、桑枝、浙貝母、益母草、淫羊藿、菟絲子、馬鹿胎、馬鹿茸、馬鹿骨、野菊花、麥門冬、側柏葉、黃芪、湖北貝母、番瀉葉、蛤蚧、越橘、補骨脂、訶子、絞股藍、蒲黃、蒺藜、蜂膠、當歸、蒼朮、遠志、製大黃、製何首烏、槐實、酸角、華茇、銀杏葉、墨旱蓮、薑黃、澤蘭、澤瀉、積雪草、熟大黃、熟地黃、懷牛膝、蘆薈、羅布麻、黨參、龜甲、鱉甲。

保健食品禁用物品名單（按筆畫順序排列）：

八角蓮、八里麻、千金子、土青木香、山莨菪、川烏、六角蓮、天仙子、巴豆、水銀、甘遂、生天南星、生半夏、生白附子、生狼毒、白降丹、石蒜、朱砂、羊角拗、羊躑躅、夾竹桃、京大戟、昆明山海棠、河豚、青娘蟲、長春花、洋地黃、洋金花、砒石（白砒、紅砒、砒霜）、草烏、香加皮（杠柳皮）、鬼臼、紅升丹、紅豆杉、紅茴香、紅粉、莽草、馬桑葉、馬錢子、雪上一枝蒿、魚藤、黃花夾竹桃、斑蝥、硫磺、雄黃、御米殼（罌

粟殼）、牽牛子、雷公藤、農吉痢、鈴蘭、廣防己、鬧羊花、駱駝蓬、關木通、顛茄、藜蘆、蟾酥、麗江山慈姑、鐵棒槌。

為了保護野生動植物，衛生部規定，禁止使用國家一級和二級保護野生動植物及其產品作為保健食品成分。

4.嚴格保健食品質量管理

《保健食品管理辦法》的實施將會大大促進銀杏保健食品向科學化、規範化、標準化方向發展。衛生部成立了食品衛生評審委員會，制定並頒布了《保健食品評審技術規程》、《保健食品功能學評價程序和檢驗方法》、《保健標識規定》和《保健食品通用衛生要求》等文件。要求所有保健食品必須符合以下要求：

①經必要動物和人群、動物或人群功能試驗，證明其具有明確、穩定的保健作用；

②各種原料及其產品必須符合食品衛生要求，對人體不產生任何急性、亞急性或慢性危害；

③配方和組成及用量必須具有科學依據，具有明確的功效成分；

④標籤、說明書及廣告不得宣傳療效作用，加強對保健食品研製、生產、流通等環節的審查和監督，完善產品質量認證制度。以保證保健食品的健康發展。

第五章
銀杏製劑的研製與開發

一、中藥現代化與銀杏製劑的研製

中國是中藥大國，卻是中草藥出口小國。中國中草藥僅佔國際中草藥市場份額的 5%左右，中草藥進出口出現逆差。因此，中醫藥界很多人認為，中國中醫藥產業的現狀迫使我們必須實行中藥現代化戰略，而關於中藥現代化，到目前為止，還沒有一個統一、準確的概念。

醫藥企業普遍認為，中藥現代化是充分利用現代科學技術的理論、方法和手段，借鑒國際認可的藥品標準和規範，研製、開發、生產和管理以現代化和高科技為特徵的安全、高效、穩定、可控的現代中藥產品。

例如，片劑、膠囊、顆粒越來越成為目前中藥的主流，我們的中藥生產企業就必須不斷提升中藥的現代化生產工藝和製劑水平，借鑒國際通行的醫藥標準規範，研發現代中藥。主要採取數量化和可觀化辦法，通過動物實驗與數據統計，理清中藥的化學成分，提取其有效成分，製成類似西藥的專治某種疾病的「新型中藥」。

中藥專家認為，將中藥的有效成分提純後，它就不再具備中藥的四氣五味等性能，不能參與中藥處方的配伍，它已不再是中藥，而歸屬西藥範疇。中藥的現代化在用藥

安全性、可控性的基礎上，仍不能失去中醫辨證論治，辨病用藥的根本。

中科院院士陳可冀認為，「中藥現代化最重要的標誌是有一批具有真正療效的，又是安全、可控的產品」。

目前，銀杏中藥的發展，出現兩種不同的情況，在中醫藥理指導下，白果主要仍按傳統配方，辨證施治。但銀杏葉則不同，藥用是以提取有效成分，按照國際標準、規範，製成片劑、膠囊及口服液等，用於循環系統疾病的治療，而臨床上用銀杏葉配伍應用的卻很少。

從銀杏葉製劑臨床應用效果來看，可以發現中西醫在對中藥認識上和使用結果上的某些相似之處，如，中醫治療支氣管哮喘配方——克喘素沖劑：由麻黃、白果、杏仁、蘇子、細辛、半夏、紫菀、前胡、地龍、海蛤粉、甘草製成。諸藥合用，共奏散寒邪，消痰結、平喘咳之功效。

且方中各藥之藥效也得到了現代藥理學的證實：麻黃有抗過敏的作用，緩解支氣管平滑肌痙攣作用類似於 β_2 受體激動劑，白果中的銀杏內酯是炎性介質，尤其是血小板激活因子的拮抗劑，細辛、地龍有顯著的舒張支氣管作用，紫菀、前胡有良好的改善微循環，化痰平喘的作用，蛤粉抗慢性氣道炎症，與甘草都是很好的免疫調節劑且能增強免疫能力。這些功效均為本方治療支氣管哮喘所必需。

就銀杏葉製劑而言，西醫對中藥的看法，同樣強調其整體性。他們認為銀杏葉提取物的各種成分是作為一個整體，起著互補的和協同的作用，或者說起著多價性的藥理

作用。

這很接近於中醫理論指導下的中藥的作用，強調任何一種中藥，其中所含的某一類成分或某一種活性成分，均不能代表其整體療效，而是各組分共同作用的結果。

從上述可見，中醫與西醫，對銀杏葉製劑的整體性看法及應用效果是一致的。

傳統中醫藥的發展，要由改革進行技術創新和理論創新，來尋找一條既能保持傳統中醫藥特色和優勢，又能與現代最新科技手段相結合，來構建中藥創新體系。銀杏葉製劑的開發應用就是其中一個例子。

歐美各國現在對中草藥研究與開發十分重視，發展非常迅速，銀杏葉製劑首先就是從德、法兩國研製起來的，現已推廣到世界 40 多個國家和地區。

中國就是在世界各國掀起應用銀杏葉熱潮的推動下，由開始研製到現在已在臨床上廣泛應用。可見，中藥現代化的發展趨勢是不可阻擋的。

目前，白果中成藥主要用於呼吸系統部分疾病的治療，並以醫院院內製劑用於臨床的較多，而國家批准的准字號藥較少。因此，白果中成藥劑型除對已經應用於臨床的還要進一步改進、規範和提升外，應用範圍仍需進一步擴大，對泌尿系統、婦科和兒科疾病的新劑型還有待研製開發。

單一的銀杏葉製劑是目前主要劑型，對現有製劑除加速更新換代外，有條件藥廠利用新的輔料〔羥丙基甲基纖維素、丙烯酸樹脂（I、II、III、IV號）、可壓性澱粉和蔗糖脂肪酸酯等〕研製開發銀杏葉長效緩釋劑型也值得關

注。目前，以銀杏葉為主的複方製劑劑型很少，複方絕不是藥物的簡單堆積，而是在中醫理論指導下達到某一療效的最合理的藥物配伍形式。因此，研製複方銀杏葉新劑型，在工藝選擇上必須結合中醫理論，以藥效為依據，以能否達到治療的需要，穩定性、安全性能否達到標準等為目的，這些都是應當特別注意的問題。

二、銀杏湯劑

湯劑是銀杏的傳統劑型，它有其獨到的應用特點。不僅便於辨證施治，而且由於是藥材煎煮去渣，取汁服用，很容易為機體吸收，是一種速效劑型。

但湯劑也存在一些不足之處，例如，必須隨熬隨服，耗用時間多，某些非水溶性的有效成分不易煎出或易揮發散失，攜帶不便以及不便兒童服用等，應用起來很不方便。而且，湯藥用量較大，味道也很難接受，而服用丸劑或片劑則可避免這些不良感受。因此，增加中藥新的劑型越來越受到醫藥界的重視。銀杏膏劑，片劑，沖劑，丸劑和霧劑，相繼得到開發與應用。

武漢學者楊今祥，根據民間驗方，將銀杏葉（乾品5錢）、艾葉（乾品5錢）、生薑（5錢）3味製成煎劑，名「兩葉一薑湯」。對老慢支病人療效顯著。

但是，由於兩葉一薑湯服用量大、氣味難聞、藥性苦辣等，多數患者服後，有噁心、嘔吐、腹痛、腹瀉等胃腸道刺激反應，甚或口乾、頭暈、四肢麻木等副作用，且攜帶不便，為廣泛開展防治工作帶來一定困難。因此，如何

改進劑型，減少副作用，充分發揮其療效十分有意義。他們將兩葉一薑湯作了劑型改革和療效觀察試驗，認為口含和粉霧吸入，兩種劑型均較原劑型為優。

三、白果新劑型的研製與開發

白果洋參補肺散：

白果、西洋參、五味子、肉桂、鐘乳石、麥冬、熟地黃、白茯苓各 30 g，乾薑 15 g，黃芪 0.9 g，鹿角膠 60 g，炙甘草 0.9 g。上藥研成細末，過篩，裝入瓶中備用。每次取 6 g，調入薑棗粥中服用。用於虛勞咳嗽，氣喘乏力，飲食減少，坐臥不安。

二仁散：

甜杏仁、銀杏仁各 6 g。焙乾共研細末，開水沖服，每日 1 劑，分 2～3 次服。用於治療百日咳。

白果外用消喘散：

白果、葶藶子各 30 g，馬兜鈴 9 g，生甘草 6 g，粳米 45 g，枸骨葉 9 g。上藥共研細末。同時，用生理鹽水 100 ml，調成糊狀，製成 5 分硬幣大藥餅備用。外用，選白勞（雙），肺俞（雙），隔俞（雙），將藥餅放在油紙上，貼敷在上述穴位，用膠布固定，隔 10 日貼 1 次，30 天為 1 個療程，1 年共貼 5 次，無論發作或緩解期均可應用。一般貼 3 年。用於治療熱喘病人。

白果麻黃外敷散：

將麻黃 10 g，半夏 10 g，白果 10 g，白芥子 10 g，公丁香 5 g，肉桂 5 g，研成細末，裝瓶中密封備用。先取神

厥、定喘穴，用 75% 酒精棉球擦淨穴處皮膚，再用鑷子夾取藥末，分別敷於穴處，滴 2～3 滴 75% 酒精於藥團上，使藥末濕潤，然後用藥用膠布將藥團固定在穴位上，24 小時後，將膠布及藥團去掉。再隔 24 小時後進行第二次敷灸。3 次為 1 個療程。療程間隔 1 個月。2 個療程後觀察效果。適用於治療小兒急性支氣管炎。

二仁麻黃散：

白果仁 30 g，杏仁 30 g，小茴香 30 g，麻黃 15 g，將各味藥共研為細末，用白開水沖服。2～3 歲，每服 1.5～18 g；4～6 歲，每服 2.4 g；7～9 歲，每服 3 g，日服 3 次。功用溫肺散寒，化痰平喘，適用於風寒閉肺之肺炎。

白果乾薑散：

由白果仁 60 g，乾薑 12 g，焙乾，共研細末。分成 8 份，每份 9 g。每日早、晚飯後，以紅棗 12 g，黃芪20 g，煎水送服 1 分，用於內耳性眩暈。

白佩散：

佩蘭 70 g，白果仁 70 g，共研細末，分 10 等分。每次 1 份，早晚各 1 次，飲時，溫開水送服，用於治療梅尼埃綜合徵。

白果補骨散：

白果仁 50 g，補骨脂 30 g，將 2 味藥分別焙乾後，研為細末備用。吞服，每日 2 次，1 次 4 g。用於小兒遺尿。

二果散：

白果 100 g，山楂 100 g。白果炒熟，去殼及心。山楂焙乾，共研細末。每日 2 次，每次 15 g，用開水送服。適用於白帶清稀，腰酸，腿軟者。

哮喘丸：

白果仁、枳殼（炒）、瓜蔞、麥冬、無花粉、竹茹、橘紅、知母、石膏、苦杏仁（去皮炒）、訶子肉、罌粟殼、海浮石、檳榔、川貝母、前胡、烏梅肉、麻黃（蜜製）、五味子、紫蘇葉。上藥製成蜜丸，每丸 9g。用於支氣管哮喘等。

1 號寧肺丸：

海藻、昆布、海蚧粉、北沙參、百合、生地、玄參、茯苓、黃芩、鉤滕、紫河車、黃芪、枇杷葉、半夏、陳皮、百部、杏仁、桔梗、蔞皮、馬兜鈴、旋覆花、麻黃、白果、小青蛙（乾品）。煉蜜丸。用於成人支氣管哮喘等。

加味紫金丹：

白砒、白礬、蟬蛻、陳皮、甘草、馬兜鈴、沉香、白果。上藥共研細末，用桑白皮 30g，煎湯，水泛為丸，如芝麻大。用於肺腎兩虛型小兒哮喘。

白果蜜丸：

白果仁 120 g，白茯苓、桑白皮各 60 g，烏豆 500 g，炒蜜 240 g。以上諸藥，共煮熟烘乾，研為細末，用半碗乳汁攪濕，蒸 9 次，烘 9 次，製成綠豆大藥丸，裝瓶服用。每次服 30～50 粒，開水送服。用於治咳嗽失聲。

白果防風洋參丸：

白果、防風、通草、茯苓、西洋參、遠志、炙甘草、麥冬各 150 g。上藥共研細末，製成黃豆大小蜂蜜丸，陰乾後，裝入瓶中備用。每次用酒送服 30 丸，用於脈虛弱極而咳，咳則心痛，喉中如哽，甚則咽腫。

複方白果丸：

龍骨、牡蠣、銀杏、甘草末、淮山藥、茯苓、畢澄茄、白檀。前 7 味共研細末，和白檀，配製為丸，治淋病。

解酒仙丹：

白果仁、葡萄、薄荷葉、側柏枝、細辛、朝腦、細茶、當歸、丁香、官桂、砂仁、甘松。上藥研末，煉蜜丸。用於解酒醒神。

參蛤麻杏膏：

人參、蛤蚧、麻黃（去節）、杏仁、炙甘草、生薑、紅棗、銀杏肉。上藥製成膏劑。用於小兒支氣管哮喘緩解期。

三仁一葉膏：

杏仁、白果仁、核桃仁、白糖、冰糖、蜂蜜各 120 g，艾葉 6 g。將三仁去皮，研末，香油適量，放入鍋中燒開，先炸艾葉至黃微黑，放三糖溶化，再將三仁粉攪勻，待涼，裝瓶服用。每次 4～7 g，每日 3 次。用於治療小兒慢性支氣管炎。

消喘膏：

白果 250 g，麻黃 125 g，杏仁 125 g，川貝 50 g，甘草 125 g。先納麻黃、甘草，加水 3000 ml，煎至 1000 ml，取液，加醋少量，再將白果、杏仁、川貝炒黃研末，加入上液中，另加蜂蜜 1000 ml，調勻，密封待用。飯後半小時及睡前各服 2 匙。服完為 1 個療程，用於慢性支氣管哮喘。

冬令咳喘膏：

路黨參、炙黃芪、熟地黃、焦白朮、淮山藥、雲茯苓

各 120 g，益智仁、黑附塊、紫蘇子、杏仁、山萸肉、天冬、麥冬各 90 g，白果仁、核桃仁各 60 g，炙甘草、西砂仁、廣陳皮、青防風、淨麻黃各 45 g，五味子、川桂枝各 30 g，淡乾薑、北細辛各 24 g，上沉香 15 g，西洋參 50（另煎汁），蛤蚧 1 對（去頭足，研末），驢皮膠 300 g（陳酒烊化沖入收膏法），將以上諸藥放入紫銅鍋內，加入適量水浸泡一宿，濃煎 2～3 次，濾汁，去渣，濃縮成膏，將烊化驢皮膠倒入鍋中，最後加入參湯，蛤蚧末和冰糖收膏。膏在冬至前製成。服在冬至後、立春前為宜，每日早、晚各服 1 大匙，開水沖服。如遇傷風停服。服膏期間禁食蝦、蟹、海味、蘿蔔、紅茶、牛肉、羊肉及一切酸辣食物。功能溫腎納氣，健脾化濕，益肺固衛，散寒滌飲。用於治療年老氣虛，慢性氣管炎伴有肺氣腫，及哮喘病恢復期屬於氣虛陽虛型患者。

百咳寧片：

白果（去皮），青黛、川貝母。上藥製粒，加潤滑劑，混勻壓片包。片重 0.1 g。用於小兒百日咳。

喘寧三號：

砒石、枯礬、豆豉、銀杏、百部、前胡。上藥共研細末，壓片。用於小兒虛寒型慢性喘息性支氣管炎。

白果瓜蔞片：

瓜蔞 30 g，白果 30 g，木賊草 30 g，黨參 15 g，雞肉金 15 g，薤白 10 g，炙大黃 10 g，金錢草 12 g，胎盤粉 3 g。上藥共研細末，製片劑，每片 0.5 g。每次 4 片，每日 2 次，3 個月為 1 個療程。用於治療早期矽肺。

白果複方霧劑：

白果、地龍、蒲公英。三味煮液，霧化吸收。用於治療慢性支氣管炎。

白果霧化劑：

霧化Ⅰ號白銀花 10 g，白芥子 10 g，蘇子 10 g，煮液，霧化吸入。霧化Ⅱ號麻黃 2.5 g，白果 5 g，生甘草 2.5 g。此為 1 次用量。霧化Ⅰ號與霧化Ⅱ號單用，也可 2 藥合用。用於小兒支氣管肺炎。

咳喘素沖劑：

麻黃、白果、杏仁、蘇子、細辛、半夏、紫菀、前胡、地龍、海蛤粉、甘草。上藥研末，製成沖劑。成人每次服 20 g，日 3 次。用於支氣管哮喘。

肺通沖劑：

魚腥草、地龍、生石膏、黃芩、川貝母、川大黃、蛤蚧、海風藤、丹參、丹皮、杏仁、麻黃（炙）、白果、葶藶子、五味子、白礬、冰片。上藥加工成沖劑，袋裝，每袋 30 g。用於慢性氣管炎。

哮喘沖劑：

大青葉 30 g，平地木 12 g，白果 9 枚，前胡、桑白皮、半夏、旋覆花、桔梗各 9 g，炙甘草 3 g，黃麻膏粉 0.4 g。上藥製成沖劑，每袋相當於生藥 4.8 g。用於哮喘、咳嗽、氣急、胸悶、痰稠或咯痰不爽。

白果露：

白果仁、薄菜、蔗糖、薄荷腦、杏仁香精、防腐劑適量。本品為淡棕色液體。相對密度應為 1.15～1.18。

哮喘寧合劑：

細辛（用蒸汽餾法收集蒸、餾液 150 ml），藥渣加廣

地龍、五味子、遠志（炙）、麻黃（蜜炙）、白果、杏仁、百合、款冬花、半夏、厚朴、百芍、甘草。上藥製成合劑。每毫升含生藥 1.7 g。用於寒哮型支氣管哮喘。每次10～15 ml，每日 3～4 次。用於急慢性支氣管炎、排痰不爽，久咳氣喘。

喘咳寧膠囊：

紫河車、白果仁、五味子、黃芪、山莨菪鹼等。研末上藥，製成膠囊。用於支氣管哮喘。

四、銀杏葉新劑型的研製與開發

(一)複方銀杏葉製劑

複方銀杏葉黃芪沖劑：

銀杏葉、黃芪、當歸、丹參、黃芩、虎杖、白花蛇舌草、鱉甲、冬蟲夏草、川芎。上藥煎煮，濃縮製成沖劑，每袋含生藥 13 g。用於治療慢性 B 型遷延性和活動性肝炎早期纖維化。

複方銀杏葉白朮沖劑：

銀杏葉、炒白朮、大紅棗、生皂礬、人工牛黃，紫草茸。上藥按比例研製沖劑。1 歲以下 1.5 g，2 歲以內，每次服 2.5 g，3 歲以內，每次服 3.5 g，每日 2 次。同時配合足三里穴位注射維生素 B_{12}，每側各 5 ml，3 日 1 次。用於嬰兒營養性缺鐵性貧血。

複方銀杏葉首烏片：

銀杏葉、何首烏、鉤藤（每日量各 1.5 錢）。上藥研

末製成片劑。用於心絞痛。

複方銀杏葉杜仲片：

銀杏葉、杜仲、何首烏。上藥製成片劑。用於心絞痛。

複方銀杏葉膽片：

由豬膽汁、銀杏葉、石楠葉等為主要原料組成的複方製劑，具有較好的鎮咳、祛痰、平喘效果，且祛痰和平喘作用隨劑量增加而增強。用於支氣管炎。

銀蒺膠囊：

由中藥白蒺藜全草中的兩種有效成分 JL-1、JL-B 與銀杏葉提取物黃酮苷和銀杏苦內酯，按一定比例製成的複合製劑。每粒含生藥 22.5 mg，每次 2 粒，每日 3 次。用於改善心絞痛患者左心室收縮功能。

濟世四葉散：

十大功勞葉、銀杏葉、枇杷葉、絲瓜葉、冬瓜子、南沙參、川貝母、射干、金銀花、馬鞭草。上藥精研成細末，每次服 10 g，每日 3 次。用於肺膿腫等。

銀龍口服液：

銀杏葉、地龍，按 1：2 比例製成口服液，每 10 ml 相當生藥 3 g。用於支氣管炎。

(二)銀杏葉提取物製劑

中國銀杏葉製劑早期開發是 20 世紀 60 年代末，中國科學院植物研究所與北京製藥廠生產的舒血寧和武漢軍區總醫院的冠心酮，藥用劑型為片劑和針劑。

德國 Schwabe 製藥公司於 1965 年相繼推出有針劑、靜

脈注射用針劑、液劑、糖衣片和長效緩釋片等五種劑型的銀杏葉製品 Tebonin，於 1972 年公布了專利。1975 年法國天然及合成製藥公司推出一種液劑 Tanakan。

進入 80 年代，由於銀杏製劑獨特的療效和安全性，化學、藥理學、新產品開發等新成果不斷出現，銀杏葉製劑更新換代速度加快，從第一代（僅標示 GBE 含量），第二代（同時標示銀杏黃酮苷含量），第三代（增加標示兩類內酯的含量），進入第四代將銀杏內酯 A、B、C 及白果內酯含量按特定比例嚴格標示。

1.國產銀杏葉製劑

舒血寧（冠心酮，代號 6911，即 1969 年 11 月生產）：片劑，每片含銀杏葉黃酮苷元 0.5 mg；注射劑，每 2 ml 含銀杏葉黃酮苷元 0.3 mg。北京製藥廠產品舒血寧、武漢軍區總醫院產品冠心酮。

本品為冠心病治療劑，臨床有降低血清膽固醇，增高磷脂和改善膽固醇與磷脂比例的作用，對冠心病、心絞痛、腦血管疾病患者，無論在自覺症狀上，血脂分析上及心電圖上均有一定效果，但作用較緩慢。對高血壓病例亦有一定降壓作用，但降壓幅度不大。與降壓藥合用，血壓下降明顯。適用於慢性冠心病動脈硬化性心臟病、心絞痛、高血壓等患者服用。

杏靈顆粒：

即用銀杏酮酯 GBE-50 製成。1997 年，銀杏酮酯 GBE-50 獲中國發明專利號。1998 年又申請了「銀杏葉組分，重複生產及應用等美國發明專利」，1999 年還申請英國、澳洲銀杏葉組分發明專利，均已相繼授權。成為中國

目前既有國內外發明專利，又有美國 FDA 作為新藥臨床批文的銀杏製劑，由上海市中藥研究所等單位研製，每包 1 g，為國家二類新藥，用於冠心病、心絞痛等。

斯泰隆：

即用銀杏 GBE-50 製成片劑，每片 40 mg，上海中藥一廠生產。

銀杏葉片：

（由宿州科苑藥業有限公司生產）。規格①每片含總黃酮醇苷9.6 mg，萜類內酯 2.4 mg。②每片含總黃酮醇苷19.2 mg，萜類內酯 4.8 mg。

百路達（銀杏葉膠囊）：

由上海信誼藥廠生產，每粒含總黃酮醇苷9.6 mg。國家四類新藥，通過美國 FDA 認證並出口美國。

銀杏葉口服液：

河北遵化製藥廠與天津藥物研究院合作開發，1992 年推出國家級中藥四類新藥，每支含銀杏黃酮 10 mg。每次 1 支，一日 3 次。

天保寧（銀杏葉片膠囊）：

浙江康恩貝製藥公司生產，每片含銀杏葉總黃酮 9.6 mg，口服，每次 2 片，一日 3 次。本品並出口德、美等國家。

瑙恩（銀杏葉片）：

上海漢殷藥業有限公司生產。規格①每片含總黃酮苷9.6 mg，萜類內酯 2.4 mg。每次 2 片，一日 3 次。②每片含總黃酮 19.2 mg，萜類內酯 4.8 mg。每次 1 片，一日 3 次。功能活血化瘀通絡，用於淤血阻絡引起的胸痹、心痛、中

風、半身不遂、舌強語蹇；冠心病穩定型心絞痛、腦梗塞見上述症候者。

銀杏葉沖劑：

江蘇宜興製藥廠生產，每包含銀杏黃酮 10 mg，每次 1 包，一日 3 次。

利百腦（NABILO）：

香港 NATIONAL Pharmaceutical Co, Ltd 生產。30 粒膠囊，每粒含銀杏葉提取物 40 mg（相當 9.5 mg 銀杏黃酮苷），每日 3 粒，飯前吞服。

目前市售銀杏葉製劑還有華寶通、腦安、999、銀杏天寶、絡欣通等。而大多數製劑處於第二代水平，或向第三代突破。

2. 國外銀杏葉製劑

梯波寧（Tebonin）：

1965 年德國 Schwabe 製藥公司開發，1972 年公布了專利。銀杏葉提取符合國際標準：含黃酮苷 $\geq 24\%$，萜內酯 $\geq 6\%$，有害雜質白果酸 $< 2 \times 10^{-6}$。包括五種劑型：針劑、靜脈注射用針劑、液劑、糖衣片、長效緩釋片。其中，針劑兩種每支分別含銀杏葉浸膏 7 mg、17.5 mg，含總黃酮 1.6 mg 和 3.95 mg。靜脈注射針劑，每支 25 ml，含葉浸膏 87.5 mg（黃酮苷19.5 mg），以山梨醇為助溶劑。液劑，每 100 g 含浸膏 0.25 g（黃酮苷37.5 mg）。糖衣片，每片含浸膏 3.5 mg（黃酮苷0.53 mg）。長效緩釋片，每片含浸膏 20 mg（黃酮苷3 mg）。

銀杏葉針劑：

銀杏葉提取物 50.0 mg、甘露醇 94.7 mg、$Na_2HPO_4 \cdot$

12H$_2$O 26.0 mg、注射用水 2974.0 mg。本注射劑用 NaOH6N 調節到 pH4.0～4.4。所用的銀杏葉提取物含黃酮苷24%、萜類內酯 6%左右，而烷基酚化合物的含量 <10 ×10^{-6}，且提取物還須經交聯乙烯比咯烷酮色譜處理，故提取物中不適合注射用的雜質含量特別低。注射後不會引起血清沉澱或血凝。本劑尤其適合靜脈注射用。

糖衣片：

每片重約 262.6 mg，內含銀杏葉提取物 40.0 mg、微晶纖維素 100.0 mg、乳糖 80.0 mg、膠體硅膠 25.0 mg、滑石（主藥中）4.5 mg、硬脂酸鎂 0.5 mg、羥丙基甲基纖維素 12.0 mg、氧化鐵色素 0.1 mg、滑石（糖衣中）0.5 mg。所用提取物中含 24.8%～25.3%黃酮苷、3.2%～3.4%銀杏內酯、2.9%～3.1%白果內酯。

強力梯波寧（Tebonin fote）：

1992 年開發。每片含銀杏葉提取物 40 mg，提取物中含黃酮苷9.6 mg、萜類內酯 2.4 mg。20 片、50 片、100 片和 200 片裝，每片 0.6～0.7 克。用於腦功能障礙、智力衰退、周圍動脈血流障礙伴隨肢體血流不暢（間歇性跛行）。

銀杏葉複合針劑（Hevert）：

含銀杏葉提取物針劑 1 ml、膠態金製劑 1 ml。本複合針劑由德國 Sobemnheim 製藥公司生產。適用於血管硬化、血管損傷、間歇性跛行、大腦血流循環障礙等疾病的治療。

梯波寧複合針劑：

①梯波寧針劑（含黃酮苷4.2 mg）25 ml、亞葉酸鈣針劑（含亞葉酸 3 mg）1 ml、生理鹽水 250 ml。②梯波寧針

劑（含黃酮苷4.2 mg）25 ml、α–硫辛酸針劑（含α–硫辛酸 50 mg）10 ml、生理鹽水 250 ml。本配伍針劑用於治療神經細胞和神經纖維疾患。對治療真性糖尿病和腕管綜合徵，能使神經細胞、神經纖維疾病引起的疼痛消失，用藥結束後也不會復發。此針劑還能有效降低血液黏稠性，抑制血小板凝聚，可預防和治療冠狀和末梢循環系統疾患。本複合針劑的劑量比單用梯波寧低，且藥效持續時間長。

坦納康（Tanakan）：

法國天然及合成製藥公司所屬維納斯國際有限公司於 1975 年開發的酊劑。所用銀杏葉提取物含 24%黃酮苷、6%萜內酯。

銀杏葉滴劑：

銀杏葉提取液 50 ml，膠態金製劑 12 ml，加乙醇至 100 ml。由德國 Sobmnheim 製藥公司生產，商品名 Hevert，與銀杏葉針劑配伍製品 Hevert 為同名不同劑型系列。用於預防和治療動脈硬化，大腦血液障礙等疾患。用量每次 25 滴，一日 3～4 次。

白果內酯片：

白果內酯 5 g、乳糖 58.5 g、微晶纖維素 18 g、玉米澱粉 18 g、硬脂酸鎂 0.5 g。將前四種成分混合，在造粒機中造粒，在製片中加入硬脂酸鎂壓片。100 g 原料壓製 1000 片，每片重 0.1 g，內含白果內酯 5 mg。白果內酯可治療神經系統疾病，如髓骨鞘脫失神經病、脊髓病、腦水腫、腦病等。

白果內酯膠囊（每粒內容物 100 mg）：

白果內酯 7 g、乳糖 75 g、玉米澱粉 20 g。

銀杏葉膠囊（Ginkgo Power）：

每粒銀杏葉提取物 40 mg，相當於黃酮糖苷8.36 mg，白果內酯 0.76 mg，銀杏苦內酯 1.36 mg。

Super Ginkgo 膠囊（60 mg 銀杏提取物 ＋ 375 mg 銀杏葉）：

相當於黃酮糖苷15.65 mg，白果內酯 0.34 mg，銀杏苦內酯 2.91 mg。

銀杏葉膠囊片（Ginkgold）：

每片含銀杏葉提取物 40 mg，相當黃酮糖苷10.18 mg，白果內酯 1.12 mg，銀杏苦內酯 1.28 mg。用於治療腦血管疾病。

美國從德國進口的銀杏葉製劑，進口商將德國品牌 Tebonin 改為美國品牌的有：Ginkgold, Quantera, Ginkai。用於循環系統疾病治療。

其他國家產品：Ginkgomin（瑞士）、Gink（瑞士）、Ginkgovit（瑞士）、Ginkgo Vital（瑞典）、Geriaforce A（荷蘭）、Ceriaforce B（荷蘭）、Ginkgoplant（荷蘭）、Naphyto D（荷蘭）等。

五、銀杏樹根新劑型的研製與開發

鴨腳通沖劑：

由江西萍鄉中醫院製劑室用銀杏樹根研製而成，每包重 10 g，含生藥 60 mg。每次服 1 包。每日 2 次。用溫開水 150～200 ml 送服。服後半小時，活動 15～20 分鐘。連服 30 日為 1 個療程，輸尿管結石服 3 個療程，腎結石服 6 個

療程。用於治療腎、輸尿管及膀胱結石。

六、銀杏外種皮新劑型的研製與開發

銀杏外種皮治療骨瘤，其配方組成為：

（1）蜈蚣 9 g　金蠍 9 g　東丹 30 g　斑蝥 0.9 g　白果外種皮 0.9 g　生石膏 15 g

（2）明礬 15 g　生石膏 15 g　天南星 1.5 g　蟾酥 1.5 g　東丹 60 g　紅砒 2.4 g　乳香 4.5 g　沒藥 4.5 g　製甲片 9 g　白芷 9 g　肉桂 45 g

（3）細生地 45 g　石見穿 15 g　牡蠣 15 g　玄參 9 g　知母 9 g　楂曲 9 g（包煎）　寒水石 30 g　地骨皮 30 g　半枝蓮 30 g　丹皮 4.5 g

將（1）、（2）兩方各藥研為細末，分別製成散劑。（3）方藥物加水煎煮，製成煎劑。

先用（1）方散劑於小膏藥上貼敷，1 週後改用（2）方散劑。（3）方供內服，每日 1 劑，煎 2 次，分服。用於治療骨瘤，有一定療效。

第六章
銀杏藥膳

　　保健（功能）食品，在中國又稱藥膳食品。藥膳是中藥與食物的配方，而不是食物與中藥的簡單相加，是在中醫辨證施治理論的指導下，用藥、食物和調料三者精製而成的一種既有藥物的功效，又有食物美味和營養，既能充飢，又能用以防病治病、強身益壽，滿足口福的特殊膳食。

　　藥膳按原料的性質和製作方法不同，一般可分為以下幾類。

　　（1）菜餚類：以雞、鴨、肉、蛋、魚、水鮮、菜、果等為基本原料加入中藥，經過蒸、煎、燴、炒、燒、煮、燉、爆、熬、溜等多種烹調方法製成的燒菜、蒸菜、燉菜、炒菜等各種菜餚；

　　（2）米麵食類：以米、麵粉、豆、菜、果等為基本原料加入中藥，製成的米飯、餅、粽子、湯圓和粥食等；

　　（3）湯類：以肉、蛋、果、菜等原料為主，煮、燉、煲而成的較稠厚的湯液；

　　（4）糕點類：以果、豆等為主，製成品種有膏類和羹類；

　　（5）糖果類：包括糖果和果脯蜜餞。糖果是以麥芽糖、蛋白糖、飴糖、砂糖為主體，加入銀杏葉提取物及各種輔助原料配製而成的甜味固體；果脯和蜜餞大同小異，

可並稱，也可分稱，習慣上把有水分低，不帶汁的稱為果脯，而果實浸漬在糖汁中，含水分較多，表面濕潤的叫蜜餞；

（6）飲料類：包括果汁類，以果汁、菜汁等為主要原料加入中藥成分製成的汁，如白果汁等；茶飲類，是指以茶或不含茶葉的原料，用沸水沖泡、溫浸或煎煮而成的一種專供飲用的液體，常用的有藥食同用植物的葉、花、果、細根等；酒劑，以白果和銀杏葉為主要原料，經由冷浸、熱浸、釀造等方法製成低度的保健飲品，如白果酒、銀杏葉酒等。

一、銀杏菜餚類

(一)銀杏、肉蛋類菜餚

扇面梅花果

【原料】白果 100 g，生仔雞脯肉 150 g，肥膘肉 30 g，雞蛋 6 個，熟火腿 75 g，竹筍 25 g，香菇 25 g，水發海參 50 g，雞明油 10 g，熟豬油 100 g，櫻桃 5 g，雞清湯 100 g，精鹽 25 g，味精 10 g，雞粉 10 g，黃酒 10 g，生薑、蔥各 5 g，乾澱粉 5 g，濕澱粉 2 g。

【製法】（1）將白果在沸水鍋煮熟，去衣，切下兩頭雕切梅花，櫻桃斬碎做芯用，熟火腿批菱形片，不成形的碎火腿斬末待用。竹筍批菱形片，香菇 10 g 批菱形片，15克修梅樹桿用。水發海參洗淨後批蝴蝶薄片形。

（2）炒鍋上火，放入葷油，將生薑片、蔥結放入炸香後去掉，投入 5 種原料片、雞湯和各種調味品，炒動幾下，淋上玻璃芡，顛翻起鍋，冷卻待用。

（3）生雞脯肉、肥膘肉分別斬茸，放入雞清湯，雞蛋清 2 個，加調味品、雞粉，拌成雞蒂。雞蛋清 2 個，攪拌成發蛋，倒入雞蒂中去，攪拌均勻待用。取長腰盤 1 只，將一半雞蒂倒入盤中抹平扇形，將 5 種原料放在上面抹平，再將另一半雞蒂放在上面修成扇形。

（4）蒸鍋上火，水燒沸，取蒸籠放上扇面略蒸 10 分鐘取出。再將另外兩只雞蛋清打成發蛋，放上乾澱粉，拌勻倒入扇面上，放上香菇桿、梅花銀杏、火腿末，復蒸片刻即成。

【功效】本品形象逼真，鮮嫩如豆腐。具有溫中益氣，健脾養胃，滋腎補精，滋陰潤燥，清熱消痰之功效。適用於小便頻數，遺精，滑精，久瀉久痢，赤白帶下，月經不調，止咳化痰等。

研究認為，仔雞肉裡含彈性結締組織極少，多數是易溶於水的膠原蛋白結締組織，在不到 100℃ 就可分解為可溶性膠原蛋白，很容易被人體吸收。而老雞肉中多是不易溶於水的彈性結締組織，即使 160℃ 的高溫燒煮，也不能使之變成可溶性膠原蛋白，人體無法吸收，而被排出體外。故仔雞燒、炒，營養更豐富，養生保健效果更好。

白果蓮子蒸雞

【原料】白果 20 g，蓮子 30 g，雞肉 500 g，蔥白 20 g，紹酒 20 g，紅棗 7 枚，冰糖 30 g。

【製法】將雞肉洗淨切塊，白果去殼及芯，蓮子去芯洗淨，紅棗去核洗淨，蔥切段，放入蒸盆內，加入紹酒、冰糖，另加清湯 500 ml。把蒸盆放入蒸籠，蒸 1 小時半即成。每日 2 次，吃雞、白果、蓮子，喝湯。

【功效】補腎養神，健脾縮尿。用於間質性腎炎，腰酸，夜尿多，心神不安，肌肉軟弱等症。

紅炒羅漢齋

【原料】冬菇 10 個，筍尖 5 條，筍片 1 碗，雞肉兩大塊，金針、木耳各半碗，白果、栗子各 20 粒，生抽、酒、白糖各適量。

【製法】（1）香菇泡軟去蒂，每個切半；筍尖浸軟，洗淨切段；雞切塊；金針、木耳泡軟後，摘去硬蒂洗乾淨。白果、栗子均去殼。

（2）用 5 湯匙油燒熱，倒入雞塊炒拌，淋下酒炒勻，然後加入其餘的材料，旺火炒約 5 分鐘，加入生抽、水、蓋好，慢火煲約 10 分鐘，最後加數滴麻油，盛盤。

【功效】補肺益腎，健脾養胃。

白果補肺益腎，養心，現代研究證明，具有改善微循環作用；雞肉有溫中益氣，補精添髓之功效；栗子則可健胃、補脾、補腎、活血，與雞同樣含有較豐富不飽和脂肪酸，具有降血脂之功效；木耳補氣補腎，活血化瘀；香菇補氣益胃，有降壓作用；黃花菜清熱止血，利尿消腫，安神；竹筍則有清熱，化痰和中，潤腸的作用。本品雞肉與多種乾果和蔬菜搭配營養豐富，更有益於老年人調理和營養保健，對高血壓、冠心病患者有一定的預防效果。

白果燒雞

【原料】雛母雞 1 隻,白果 100 g。

【配料】雞湯,食鹽,醬油,料酒,味精,白糖,八角,蔥段,薑片,濕澱粉,豬油,植物油。

【製法】雛母雞宰殺後去淨毛及內臟,沖洗乾淨,然後剁去嘴尖和腳爪尖,雞肉剁長方塊。白果仁用刀拍碎。油鍋放旺火上,倒入植物油。

把剁好的雞肉塊用醬油醃漬入味,待油熱後,下入炸至金黃色時撈出控淨油。再將拍碎的白果仁也入油鍋中炸透,撈出控淨油備用。

另取炒鍋放旺火上燒熱,倒入豬油。油熱後下入蔥薑略炸,烹入雞湯,加料酒、味精、白糖、醬油、八角調好口味,用濕澱粉將芡汁收濃,翻炒均勻即可裝盤上桌。

白果燒雞既是佳餚,又是藥膳,與雞肉同燒,實為菜中之上品。

【功效】滋陰補腎。雞肉含豐富蛋白質,脂肪中不飽和脂肪酸含量較高;白果能降低血黏度,改善微循環,是老年人及心血管病患者較好的蛋白質食品,尤其對脾胃虛弱者的調理更為適宜。

【注意事項】

(1)在雞的尾部有個法氏囊,是一個淋巴器官,這是禽鳥類中特有器官,它可能是各種病菌及癌細胞的聚集之處,故不宜食用。

(2)忌食雞頭,有毒物質常在腦部瀦留。

(3)不宜與大蒜、兔肉、鯉魚同食。

黃芪白果蒸雞

【原料】母雞 1 隻，黃芪30ｇ，白果 6ｇ，蔥 10ｇ，生薑 5ｇ，鹽 3ｇ，胡椒粉 3ｇ，味精 2ｇ，料酒 20ｇ，鮮湯適量。

【製法】將雞宰殺，去毛及腸雜，洗淨後在沸水鍋中焯去血水，取出用涼水沖涼備用。

將黃芪、白果洗淨，用溫水浸泡半小時，塞入雞腹內，然後將雞放入盤中，加入鮮湯適量，放入蔥段、生薑片、胡椒粉、料酒，加蓋，上籠用武火蒸 30 分鐘，出籠後揀出黃芪、蔥段、生薑片，調入味精即成。

【功效】益氣固表，烏髮、明目。用於鬚髮早白、遠視、近視、體虛易感冒者的輔助治療。

據美國最新研究表明，雞湯，特別是母雞湯，能促進咽喉部及支氣管黏膜的血液循環，增加黏液分泌，及時清除呼吸道病毒，促進咳嗽、咽乾、喉痛等症狀的緩解，對流感老年體弱患者，有一定的治療作用。

【注意事項】

（1）不宜與兔肉、鯉魚、大蒜、芥、李子同食。

（2）不宜與鐵劑、左旋多巴同食。

（3）咳嗽，痰稠不利者慎食。

（4）凡表實邪盛，內有積滯，陰虛陽亢，瘡瘍陽證實證等不宜用黃芪。

白果燴雞

【原料】仔公雞 1 隻，白果 25ｇ，調料適量。

【製法】雞宰殺，去毛及腸雜，洗淨，加酒、鹽醃30分鐘後切塊；油熱爆香薑片後，下雞塊煸炒透，加去殼脫皮之白果，加入酒水，文火燜酥後加味精。

【功效】補腎縮泉。用於腎虛失攝之小便頻數等。

中醫認為雞肉具有溫中益氣，補精填髓，益五臟，補虛損之功效，可用於脾胃氣虛，陽虛引起的乏力、胃脘隱痛、浮腫、產後乳少、虛弱頭暈的調補，對腎精不足所致的尿頻、耳聾、精少精冷等症也有很好的輔助療效。

但用雞肉進補時，需注意雄雌兩性作用的區別：雄性雞肉，其性屬陽，溫補作用較強，比較適合陽弱氣弱患者食用；雌性雞肉屬陰，比較適合產婦、年老體弱及久病體弱者食用；白果有益腎縮泉、止帶作用。故二者配合應用效果更佳。

【注意事項】

（1）雞肉含有豐富蛋白，為了避免加重腎臟負擔，尿毒症患者禁食。

（2）為了避免助熱，高熱患者及胃熱嘈雜患者禁食。

（3）服用鐵劑，暫不要服食雞肉。

白果炒雞片

【原料】仔母雞脯250 g，白果（去殼）100 g，雞蛋清2個。水發香菇10 g，火腿10 g，綠葉菜5片，生薑、蔥各5 g，雞湯50 g，雞明油10 g，鹽5 g，味精0.5 g，雞粉0.5 g，黃油5 g，乾澱粉10 g，葷油750 g（實耗50 g）。

【製法】

（1）雞脯肉放在砧板上，用刀順絲切長柳葉片，放在

清水中洗淨血水，擠乾放在雞蛋清碗中加鹽，味精、雞粉，灑少許乾澱粉，抓拌均勻。白果放在沸水鍋中氽透後，去衣去芯，切成雞心片待用。香菇、火腿、綠葉菜，各切成菱形小塊片，生薑拍鬆，蔥打結備用。

（2）炒鍋上火，舀入熟豬油，燒至三成熱時將白果下鍋，用手勺推動，當白果碧綠色時，倒入漏勺瀝油。炒鍋上火，舀入熟豬油，燒至四成熱時將雞片下鍋，用手勺推動雞片，見散白色時，倒入漏勺瀝油。炒鍋再上火，舀少許油，將生薑、蔥略煵炸後，撈出不用，放入雞湯、火腿、香菇、白果、黃酒，用鹽、白糖、味精和少許粉芡兌鹵汁，速放雞片，澆潑下勺，顛炒均勻，加明油，起鍋即成。

【功效】本品營養豐富，具有健脾養胃，補氣益腎，補精添髓之功效。

雞肉富含蛋白質、脂肪、蛋氨酸、賴氨酸、無機鹽、維生素 A、維生素 C、維生素 E、維生素 B_2。能補虛、暖胃、強筋骨、補肝益腎、養陰清熱；白果潤肺定喘，止濁止帶；蛋清甘、涼有清肺利咽，清熱，解毒的作用；香菇益腸胃、化痰理氣。因此，本膳對中虛胃呆、食少、泄瀉、消渴、水腫、小便頻數、崩漏、帶下、燥咳聲啞等有較好的作用。

白果爆雞丁

【原料】嫩雞肉 350 g，白果 100 g，青、紅椒各 1 個，調料適量。

【製法】雞肉切丁，放蛋清 2 個，醬油、濕澱粉各適

量，拌後醃半小時以上；將白果去殼，一剖四半；青、紅椒分別切成小方塊；油燒七成熱，投白果丁，文火炸成金黃色，不停鏟動，3 分鐘後撈出，鍋中油燒七八成熱時，放雞丁，劃散，待熟後撈出瀝油；再用淨鍋爆炒蔥薑、青椒等，而雞丁、白果丁，武火拌炒勻，入精鹽、料酒、白糖、味精、香油各適量，翻炒片刻。

【功效】白果雞丁營養豐富，具有補氣養腎、健脾養肺、平喘止帶之效。用於虛濕重之久咳、痰多、氣喘、小便頻數，婦女脾腎虧虛之濕濁下注、帶下量多、質稀，及老年性慢性支氣管炎、肺心病、肺氣腫等。

【注意事項】

（1）白果不宜多食，成人每人服 10 g 左右為宜。

（2）雞肉不宜與鐵劑、左旋多巴同服。

補肺白果烏骨雞

【原料】烏骨雞 1 隻，白果 10 枚，杏仁 2 枚，核桃肉 5 枚，橘餅 2 枚。

【製法】烏骨雞宰殺去內臟，洗淨，白果去殼及內種皮，與杏仁、核桃肉和橘餅共放入烏骨雞腹內，上籠蒸熟即成。

【功效】補肺化痰。用於肺癌的輔助治療。

中醫認為雞肉補五臟，治脾胃虛弱，故雞肉除增加營養外，還能補虛健脾，有利於康復。尤以烏雞為佳。白果能養肺、止咳、化痰。故服食本膳，對緩解肺癌患者咳嗽痰多等症狀以及調補身體都有很好的作用。

白果枸杞蒸烏雞

【原料】白果仁 30 g，枸杞 30 g，烏雞 1 隻，冰糖 50 g，紹酒 20 g，蔥白 20 g。

【製法】將烏雞殺後去毛及內臟洗淨，白果去殼及芯，枸杞去雜，蔥切段，將烏雞放盤內加入紹酒、冰糖，拌勻雞身，蔥身放入雞腹內，加水 200 ml，把雞放入蒸籠內，用大火蒸 40 分鐘即成。

【功效】滋補肝腎，固精縮尿。用於間質性腎炎、腰痛、多尿等症。

【注意事項】凡表證、邪毒未清者忌食。

白果苡仁燉烏雞

【原料】白果、蓮子、薏苡仁、白扁豆、懷山藥各 15 g，胡椒 3 g，烏雞 1 隻。

【製法】將各種原料加工好，洗淨，填入雞腹內，放入沙鍋煮至熟爛，撈出整雞、除去腹內各味，下佐料調味至鮮即可。

【功效】分次空腹喝湯服食。功用滲濕開胃、健脾補腎。適用於濕滯中焦，精神倦怠、口淡乏味、納少便溏、帶下量多。今可用於癌症化療過程中胃腸反應，病癒恢復期，慢性陰道炎等。

白果蓮子燉烏雞

【原料】白果仁、蓮子肉、糯米各 15 g，烏骨雞 1 隻。

【製法】白果仁、蓮子肉、糯米碾為細末，裝入洗淨的

烏骨雞腹內，燉至爛熟。調味，空腹食用。

【功效】補氣健脾，益腎止帶。適用於婦女虛弱，赤白帶下。

白果烏雞

【原料】白果 10 枚，烏雞 1 隻，佐料適量。

【製法】烏雞按常法加工，洗淨，把去殼的白果仁放入雞腹，將雞放入盤中，先武火燒沸，改為文火蒸至熟爛。雞蒸熟調味食。同時將搗爛生白果外敷患處。

【功效】用於外陰潰瘍。

寶燉乳鴿

【原料】乳鴿 2 隻（約 600 g），山藥、白果各 100 g，香菇 30 g，枸杞 10 g，調料適量。

【製法】將乳鴿悶死後，去毛、腳、翼尖，放入沸水鍋中焯水，撈出洗淨。取雞湯 500 g，置鍋中，加入銀杏、山藥、香菇、枸杞、乳鴿，及蔥段、薑片，料酒、精鹽、味精等調味品，入籠蒸約 2 小時，去蔥薑即成。每週服用 1～2 劑。

【功效】益精補虛，潤肺降火。適用於肺結核乾咳痰少、顴紅目赤、手足心熱等。

【注意事項】《隨息居飲食譜》：鴿肉清熱，解毒，癒瘡止渴，息風。孕婦忌食。

白果蒸雞蛋

【原料】白果 2 個，雞蛋 1 個，米飯 50 克。

【製作】將白果去殼，研成細末。在雞蛋一端打孔，裝入白果末，口朝上放入盛有米飯小碗內（以便雞蛋立起），將白果蛋蒸熟即成。

【功效】健腦益智、補脾固澀止瀉。用於痰多喘咳、帶下、白濁、尿頻、風寒感冒、習慣性腹瀉輔助治療。

白果蛋治白濁是傳統良方，首見於清代著名醫家葉天士的良方中，後來清代另一醫家陳修園又將此方收集於他的著作《醫學從眾錄》，至今仍繼續應用。

【注意事項】

（1）咳嗽痰稠不利者慎食。

（2）雞蛋不宜與地瓜同食，同食會腹痛。

（3）茶與雞蛋相克。因茶葉中含有單寧，吃蛋飲茶或用茶水煮雞蛋會使食物中的蛋白質變成不易消化的凝固物質，影響人體對蛋白質的吸收和利用。

四仁蛋花

【原料】白果仁 50 g，甜杏仁 50 g，核桃仁 50 g，花生仁 50 g，雞蛋 2 個。

【製法】將四仁洗淨，放入鍋內，加水適量煮沸，改為文火煮熟，然後將雞蛋打入碗內攪拌均勻，慢慢倒入鍋內成蛋花後，再加入適量冰糖即成。

【功效】滋補益氣，潤肺平喘。用於體虛、肺氣腫、咳嗽等症。

【注意事項】雞蛋與豆漿相剋，因為生豆漿中含有胰蛋白酶抑制物，它能抑制人體蛋白酶活性，影響蛋白質在人體內消化和吸收。

山慈姑白果煮雞蛋

【原料】山慈姑 3～9 g，白果 2 枚，雞蛋 1 個。

【製法】先將雞蛋一端開 1 小孔，白果去殼，搗碎後，放入蛋內，粘封小孔。再將裝入白果的雞蛋，與山慈姑一起加水適量煮熟即可。

【功效】清熱解毒，化痰定喘。適用於痰少而粘，咽喉腫痛，咯血等症，可作為肺部腫瘤患者術前之膳食。

山慈姑現用名為毛慈姑，但古代本草只有山慈姑，而無毛慈姑之名。山慈姑性辛、甘、寒，有小毒。能消腫散結，清熱解毒；白果補肺、止咳、平喘；雞蛋滋陰潤燥、養血安神。故在手術前使用此膳方有輔助治療作用。

【注意事項】雞蛋不能與消炎片同食，同食會中毒，可以吃桐油 15 g 催吐。

白果馬齒莧雞蛋

【原料】鮮馬齒莧 60 g，白果 7 枚，雞蛋 3 個。

【製法】將雞蛋打碎，取其蛋清，將馬齒莧洗淨，與白果仁共搗成泥，加入蛋清調勻，以極沸水沖服。每日服 1 劑，連服 4～5 日。

【功效】止熱利濕止癢。適用於糖尿病，併發外陰炎，屬肝經濕熱者。

【注意事項】

（1）虛寒冷痢者不宜食用。

（2）脾胃虛弱，大便泄瀉及孕婦不宜食用。

（3）不宜於胡椒、蕨粉、海龜、鱉甲同食。

白果香菇蓮子八寶鴨

【原料】鴨、白果、香菇、蓮子、芝麻、大棗、栗子、花生、竹筍、糯米各適量。

【製法】將鴨子去毛及內臟，洗淨，再在鴨腔內裝上白果等原料，煮熟後，加調料食用。

【功效】本品選用有豐富植物蛋白質的食物進行調配，具有養陰、清濕作用。其中，鴨肉含有蛋白質，脂肪、糖類、無機鹽、維生素，以 B 群維生素和維生素 E 含量較多，具有滋陰補虛、利尿消腫作用；香菇、蓮子益氣、和血、化痰；蓮子鎮靜、安神、降血壓、強心；芝麻能滋養強壯、潤腸；大棗養脾、和胃、生津；栗子則補脾健胃、補腎、活血；白果溫肺、止咳；竹筍則有清熱、化痰、和中、潤腸之功效。各種食物相配合，對老年人有很好的調理與養生作用。

神仙鴨

【原料】白果 40 個，蓮子 40 個，黨參 10 g，大棗 40 個，紹酒 10 g，醬油 10 g，鴨子 1 隻。

【製法】將鴨子宰殺去毛及洗淨內臟，白果去殼及心，黨參搗為末。先將紹酒與醬油和勻，擦在鴨皮及鴨腹內，再將大棗、白果仁及蓮子放入碗內，撒入黨參末和勻後，填入鴨腹，最後把鴨放入瓷盆內，上籠用武火蒸 2.5～3 小時至熟爛即成。

【功效】健脾益腎，補氣養血，利尿消腫，健脾補虛，開胃益氣，促進消化，增強食慾，用於營養不良貧血及慢

性腎炎等症。

白果燉白鴨

【原料】白果 20 g，白鴨子 1 隻，枸杞子 20 g，料酒 10 g，生薑 10 g，火腿片 2 g，味精 2 g，胡椒粉適量。

【製法】將白果去外殼，浸泡一夜，去心，枸杞子去果柄，雜質，洗淨，白鴨宰殺後，去毛，腸雜及爪，薑拍鬆，蔥切段。將白果仁、白鴨、枸杞子、料酒、生薑同放燉鍋內，加清水 4000 ml，置武火上燒沸，再用文火燉至肉熟爛，加入鹽、味精、胡椒粉即成。

【注意事項】

（1）咳嗽痰稠、脘腹疼痛、腹瀉、痛經不宜食用。

（2）鴨肉不與甲魚同食，久食易致水腫、腹瀉。

白果鴨煲

【原料】光鴨 1 隻，白果 200 g，黃芽白 250 g，芫荽 2 棵，胡蘿蔔、磨豆豉、蠔油、糖、雞粉、生粉、酒、鹽、老抽、果皮各適量。

【製作】白果去殼，放沸水煮 5 分鐘，洗淨滴乾水。鴨洗淨，下沸水中煮熟，取出滴乾水，切塊；下油 2 湯匙，白果爆透，然後下鴨爆片刻，加調味，白果燜熟，大約 20 分鐘，勾芡熄火。黃芽白洗淨，切短段，煮熟放在煲仔內，把鴨放在黃芽白上煲滾，放上芫荽。原煲上即可。

【功效】本品中鴨子滋陰養胃，利水消腫；白果溫肺補腎，益氣定喘；黃芽白養胃解毒，清熱利水。諸味配合具有健胃、利水、止咳等功效。對老年人有很好的調理和養

生作用。

排骨白果燉胎盤

【原料】新鮮胎盤 1 只，豬腳、火腿、豬排骨各 250 g，雞、鴨、香菇、銀耳、白果、蓮子、薏米、花生米、山藥、枸杞、玉竹、海參各適量。

【製法】將胎盤切成小塊與排骨塊一起放入鍋中，加蔥結、薑片、料酒至斷生後撈出，用清水洗淨血沫，揀去蔥結與薑片。用花生油放入薑片、胎盤塊、排骨塊煸爆至香。加入清水 1500 ml 左右，放精鹽、料酒燒開出鍋，盛入沙鍋內，加蓋，至文火燉 1 小時，加白果、花生米、香菇、玉竹等再燉 1 小時，撒放味精、胡椒粉即可。

【功效】本品具有增強體質（正氣），提高抗病能力的作用（袪邪）。適宜於老年人食用。

老人由於胸腺、激素濃度明顯下降，故表現為防衛能力減弱，應對外來抗原產生的抗體的能力降低，容易遭受各種感染，如肺炎和支氣管炎，更易患腫瘤。因此，如何使已衰退的機體中提高免疫水平具有重要意義。胎盤中含有免疫球蛋白，與白果、薏米等合用，更能補益中氣，增強免疫能力。

白果煨豬肘

【原料】豬肘肉 750 g，白果 100 g，冬筍 60 g，蔥段 20 g，薑片 10 g，鹽 5 g，料酒 15 g，胡椒麵 1 g，熟雞油 30 g，澱粉 20 g。

【製法】白果去外殼，用開水稍燙，起皺即撕去內種

皮，切去白果仁尖，捅去白果芯，用開水汆去苦味。筍切長片，用開水一汆撈出。豬肘子刮淨毛，開水一汆，再煮至七成熟取出。在肉面上打上 2.5cm 的十字方塊，刀深入肉 2 / 3，皮朝上裝入碗內。白果放入七成熱油內炸至斷生，放至肘肉上面。肘子碗內加入蔥薑、鮮湯、鹽、味精、料酒、胡椒粉上籠蒸透。去掉蔥薑，肘子翻扣在大盤內，皮朝上，原汁倒入鍋中加入白果、筍片，燒開，打去浮沫，旺火勾芡，淋上雞油燒在肘子上即成。

【功效】肉爛、果香、肥而不膩、營養豐富。定喘止帶，適用於肺氣不斂之喘嗽及白帶過多、小便頻數等症。

【注意事項】白果不宜多，否則易引起氣壅腫脹。

白果燉豬肉

【原料】白果仁 20 g，豬肉 120～240 g。

【製法】將白果仁放入肉內，一起燉熟。一餐吃不完，分兩次吃，可放適量鹽，但不可放醬油和香料，1 週吃 2 次。兒童減半。

【功效】此方適用於膀胱虛弱，小便頻數患者，一般服後 24 小時內可見效。

豬肉滋陰、潤燥、滋補腎氣；白果益腎縮泉，止帶止濁。豬肉與白果同用，對用於小便頻數效果更佳。

【注意事項】

（1）氣喘病患者忌食。

（2）服降壓藥和降脂藥時不宜多服，因脂肪能降低藥效。

（3）豬肉不與黃豆搭配，易產氣，致消化不良。

白果炒肉丁

【原料】白果 20 g，淨豬肉 200 g，雞蛋 1 個，澱粉 2.5 g，水發玉蘭片 10 g，油菜梗 15 g，豬油 50 g，雞湯 50 g，蔥 1.5 g，薑 0.5 g，醬油 10 g，醋 5 g，白糖 15 g，紹酒 15 g，味精 2 g。

【製法】

（1）將豬肉切塊片，再切成方丁，白果去殼及胚芽，加蛋清與澱粉和勻。玉蘭片和油菜梗切成丁，蔥切成丁，薑切成末。

（2）用雞油、白糖、醬油、醋、澱粉、紹酒和味精調勻成汁。

（3）勺內放豬油，燒至五成熱時，放肉丁炒熟時，倒入漏勺內。

（4）勺內放豬油，用蔥、薑炸一下，放玉蘭片、油菜梗炒焗後，再放入肉丁、白果，倒上汁水翻炒幾下，淋上明油，倒入盤中即成。

【功效】斂肺氣、定喘嗽。肺氣虛之久咳不已，氣喘氣促，胸悶不適，咯痰不爽，痰多而粘，肺栓塞等症。

【注意事項】

（1）豬肉與茶不宜同食，同食易產生便秘。豬肉不能與菊花同食，嚴重者會死亡。中毒者可用川連煎水服用。

（2）豬肉與百合同食，會引起中毒，可以用韭菜治療。

白果沙參杏仁燉豬肉

【原料】玉竹、白果、沙參各 15 g，甜杏仁、麥冬各 90 g，瘦豬肉 40 g，調料適量。

【製法】將玉竹、沙參煎湯，去渣，入白果（去殼、去芯）、甜杏仁、瘦豬肉燉熟後，加調料調味。2～3 天 1 劑，常食。

【功效】用於肺腎陰虛型鼻咽癌患者。

本膳具有養陰益肺，滋補腎氣的作用。其中玉竹滋陰養胃，潤肺生津，長於養陰，適用於肺胃虛弱之症；杏仁能袪痰，定喘，止咳潤腸，有抗腫瘤作用，對癌症患者以及手術放療、化療的人宜食；沙參養陰清肺，益胃生津；麥冬有養陰清心，潤肺生津作用；瘦豬肉補腎氣，清熱解毒，是慢性營養不良佳品；白果補肺益氣，益腎滋陰。諸味配合使用，對患者陰虛咳嗽、咽喉乾渴，袪痰鎮咳等均有輔助治療作用。

【注意事項】

（1）瘦肉與牡蠣與穀類與高纖維質與魚同食，會降低人體對鋅的吸收。

（2）肉與楊梅相克，同吃嚴重會死亡，用人乳治療。

白果五味子燉豬肺

【原料】豬肺 1 只，白果 10 g，五味子 10 g，黃酒、精鹽適量。

【製法】將豬肺洗淨，切成小塊，取沙鍋放入銀杏、五味子、加水適量，共煎汁。起鍋取汁去渣。再將豬肺、

藥汁、黃酒、鹽共入鍋中，文水燉 1 小時，離火即成。

【功效】斂肺止咳，定喘。用於肺結核咳嗽，咯血諸症。

豬肺有補肺作用，適用於肺虛咳嗽，咯血；白果益肺止咳、平喘；五味子斂肺止汗，常用於久咳虛喘。三味合用，能增強養肺止咳平喘之功效。

白果蘿蔔燉豬肺

【原料】白果 15 g，豬肺 1 只，蘿蔔 1 個，黃酒、鹽適量。

【製法】先將豬肺洗淨，切成小塊，將蘿蔔洗淨，切成片。以上 4 味共入鍋中，加水適量，放入鹽、黃酒，小火燉 1 小時即成。

【功效】補肺通氣，定喘寧嗽，清肺消痰。適用於支氣管哮喘。

白果綠豆燉豬肺

【原料】豬肺 300 g，綠豆 150 g，白果 20 g。

【製法】豬肺洗淨切塊，與綠豆、白果同煮熟，但不加佐料。

【功效】清熱利肺。用於治療肺膿腫。在本膳中豬肺有補肺作用；綠豆能清熱解毒，消暑利水，常用於腎炎水腫、丹毒、瘡瘍腫毒等；白果，《本草再新》曰，有「補肺止咳，生肌長肉，排膿拔毒，消疱疥疽瘤」的作用。故用此方定能奏效。

白果洋參燉豬肺

【配方】百合 30 g，白果 6 枚，西洋參 15 g，白朮 12 g，杏仁 9 g，五味子、甘草各 6 g，豬肺 1 只。

【製法】將豬肺洗淨，切成小塊，加入其餘藥物，用文火燉至熟爛，加入食鹽或白糖即可。

【用法】分 2～3 天食用，除五味子、白朮和甘草外，其餘諸藥可一併吃下。

【功效】補肺止咳。用於老年慢性支氣管炎病程長久，肺氣虛弱，復感風寒，症見咳嗽氣喘、痰白清稀。

白果薏仁燉豬肚

【原料】豬肚 1 個，橘核、薏苡仁各 30 g，白果 15 g。

【製法】將豬肚洗淨，白果去殼與橘核、薏苡仁同放豬肚內，煮湯服用。

【功效】補虛損，健脾胃，疏肝理氣止痛。用於直腸脫垂（腸脫）。

豬臟雜治療養身古來即有論述，《本草綱目》指出：「以胃養胃，以心歸心，以血導血，以骨入骨，以髓補髓，以皮治皮。」

白果二子蒸豬肚

【原料】豬肚 1 個，白果、杞子、松子、肉丁、豌豆各適量。

【製法】豬肚洗淨，將諸味放入豬肚內，共蒸至爛，經常食用。

【功效】適用絨毛膜癌氣血虛弱，體力不足者。

使用本膳具有補肝腎、健脾胃、補虛損的作用。其中，豬肚補虛損，健脾胃；枸杞子滋補肝腎，滋陰壯陽，益精明目；松子有養陰潤肺，抗腫瘤，促進免疫功能，抗感染作用；豌豆有調營衛、益中氣、消腫癖、解瘡毒之功效；瘦豬肉補腎、解熱毒。白果與諸味配合應用，對氣血虛弱，體力不足者有一定的調養作用。

白果燉豬腎

【原料】白果仁 10 g，豬腎 2 個，生薑、紹酒、食鹽等適量。

【製法】豬腎洗淨切成片，與白果仁、生薑、紹酒、食鹽同時放鍋內，加水適量，燉煮至熟即成。食用時加蔥，連服 10～15 日。

【功效】補腎固精。適用於腎虛所致白濁之症。現代有用於治慢性前列腺炎。

白果腰花

【原料】豬腰 300 g，白果仁 50 g，蔥、薑、醬油、食鹽、白糖、醋、料酒、味精、胡椒粉、澱粉、清湯、素油、麻油各少許。

【製法】將豬腰縱切兩半，片去腰腺，洗淨瀝水，切花裝入碗內，放鹽、澱粉拌勻，將白果仁放入沸水鍋內，煮 2 分鐘撈出，去皮及芯。炒鍋放入適量素油，待油溫至五成熱時，將腰花下鍋過油，撈出瀝油，鍋內放少許油，放蔥、薑煸炒幾下，放入白果、腰花、料酒、白糖、食

鹽、味精、醋、胡椒粉、澱粉成汁，翻炒幾下，裝入盤內，淋上麻油即成。

【功效】斂肺、澀精止遺。適用於腎氣不固之遺精、遺尿等症。

豬腎功能補腎，適用腎虛、腰痛、身面浮腫、遺精、老年性耳聾。與白果同用，對遺精、遺尿效果更佳。

白果煮豬胰

【原料】豬胰 50 g，白果仁 15 g，蔥 2 根。

【製法】豬胰洗淨去內膜，切小塊。每日 1 劑，飲湯吃肉。加適量水與白果仁同煮，豬胰煮熟後加蔥及食鹽、味精等調料。

【功效】排腫散結。適用於肺膿腫後期身體偏弱者。

本方中豬胰益肺健脾、潤燥；蔥根具有散風通絡、止痛解毒、消炎生機作用，其揮發性成分能由呼吸道、汗腺和泌尿道排出，能刺激分泌，而發揮祛痰等作用；白果功能潤肺止咳，祛痰，排膿生肌。三味合用可增加益肺健脾，排膿散結之功效。對肺癌咳嗽、肺脹氣急等症狀，有改善和調養作用。

白果燉小腸

【原料】豬小腸 500 g，白果 20 g。

【製法】將豬小腸洗淨放入盆中，加蔥若干，揉去黏液，漂洗乾淨，放入沸水鍋內焯掉腥臭味撈出，切成 5cm 左右的腸段。再將白果仁放入沸水鍋中稍煮，撈出，去掉內種皮和胚芽，淋乾水分。然後將切好的豬小腸與白果仁

放入沙鍋加鹽、肉湯、薑，在大火上煮開，撇去浮沫，改為文火燉至腸熟爛，放入味精、胡椒粉即可。

【功效】潤肺止咳，平喘祛痰。適用於老年人慢性氣管炎、咳喘等症。

覆盆白果煮小肚

【原料】白果 5 枚，覆盆子 10 g，豬小肚 100～150 g，鹽適量。

【製法】白果去殼及芯，豬小肚用鹽反覆洗淨切塊，將三味放入鍋中，加水適量，用武火燒沸，改用文火煮約 2 小時至熟爛即成。飲湯，食肉，日服 2～3 次。

【功效】補腎縮尿。可輔助治療老年多尿症及間質性腎炎。

白果薏仁煮小肚

【原料】白果 10 個，生薏仁米 30 g，豬小肚 3 個。

【製法】將白果去殼，豬小肚洗淨，與薏仁米共煮熟，加鹽少許，調味即成。

【功效】健脾益胃，利濕止帶。用於治脾虛之帶下。

銀根首烏燉小肚

【原料】銀杏樹根 60 g，何首烏（鮮）60 g，左轉藤 60 g，糯米 250 g。

【製法】將銀杏樹洗淨，切小塊，何首烏洗淨，與左轉藤和糯米一起入豬小肚內，加冰糖燉熟爛。

【功效】益氣補虛、止遺。用於治遺精。

【注意事項】何首烏不宜於蒜同食，同吃會引起腹瀉。凡性寒滑，脾胃虛汗、便秘者，何首烏不宜與蘿蔔同食。

金櫻白果燉豬脬

【原料】白果 10 個，金櫻子 15 g，豬脬 200 g，食鹽、味精少許。

【製法】將白果放鍋內稍炒，豬脬洗淨，切小塊，同金櫻子放入鍋中，加水適量熟爛。每日 1 劑，連 5～7 劑為 1 療程。

【功效】固腎縮尿。適用於慢性腎炎及腎病綜合徵，及蛋白丟失、血蛋白低下的病症。

白果燉豬脬

【原料】白果 20 g，豬膀胱 1 個，瘦豬肉 100 g，蔥 20 g，紹酒 20 g。

【製法】將白果去殼及芯，豬肉洗淨，切小塊，豬膀胱反覆洗淨，切小塊，蔥切段，將豬肉、豬膀胱、蔥、紹酒放入鍋內，加水 3000 ml，用武火燒沸，改文火燉熬，1 小時即成。吃肉，喝湯。

【功效】固腎縮水，滋補氣血。用於間質性腎炎、多尿、腰酸等症。

白果燉羊睪

【原料】白果仁 8 個，羊睪丸 2 個。

【製法】將羊睪洗淨，與白果仁燉熟。溫熱服用，每日 1 次。

【功效】補腎定喘。適用於哮喘腎虛患者。

羊睪用於腎虛勞損、陽痿、遺尿、遺精、尿頻。與白果配伍，除可用於哮喘腎虛患者，對腎虛陰痿、遺尿等也有輔助治療作用。

白果牛鞭

【原料】水發牛鞭 300 g，白果 15 g，雞漬湯 800 g，味精、白胡椒粉、黃酒各適量，蔥段、薑片各少許。

【製法】將牛鞭剞花刀，汆熱放入碗內，加雞湯、蔥段、薑片、黃酒，上籠蒸透入味；白果去殼，熱水燙去皮，去芯，放籠中蒸熟；雞湯入鍋上火，加鹽、味精、白胡椒燒開，放湯碗內，再將蒸好的白果、牛鞭放入煮開即成。

【功效】補腎壯陽。用於陽痿等症。

(二)銀杏、魚及水鮮類菜餚

白果冬筍燉甲魚

【原料】鮮活甲魚一隻，750 g 左右，金華火腿 100 g，白果 100 g，冬筍 100 g，生薑 3 片，蔥 2 根，燒酒 10 g，味精 5 g，精鹽 10 g。

【製法】

（1）甲魚宰殺瀝盡血，用刀將腰部剖開，去內臟洗淨。

（2）白果煮熟，去殼去衣去芯，生薑、蔥、火腿洗淨備用。

（3）甲魚放入沸水鍋中燙約 2 分鐘，撈出放在冷水鍋或盆中，將背脊和裙邊黑釉、腰部的黑釉皮刮去。放淨水漂洗乾淨，抹掉頭、腳釉皮和爪骨。

（4）白果拍鬆，火腿、冬筍分別切成厚片，蔥打結，生薑拍鬆。

（5）取大沙鍋一只，將甲魚、火腿、冬筍放入，加滿清水，加燒酒、生薑、蔥、加蓋。上旺火燒沸，用手勺撇去血污，移小火，燉至酥爛，再放精鹽、味精，揀去蔥，離火裝盤即成。

【功效】本品酥爛鮮醇，清香爽口，風味獨特，營養豐富。甲魚具有養陰清熱、涼血補血，提高兒童智商，開拓智力，增強神經元的活力，改善老年人腦脂質、延緩衰老，防止老年性痴呆；白果具有抗自由基和抗衰老的功能，二者合用更能增強營養健身的效果。

【注意事項】

（1）《本草綱目》：曰「甲魚，不可合豬肉、兔、鴨食，損人」。

（2）甲魚與芹菜同食，會中毒，可以橄欖汁解毒。

白果菟絲子煮甲魚

【原料】白果 20 g，菟絲子 20 g，甲魚 500 g，薑、蔥、鹽、雞湯各適量。

【製法】

（1）白果去殼及內種皮，菟絲子洗淨，放入袋內，甲魚宰殺後，去內臟及頭，切塊，薑切片，蔥切段。

（2）將以上諸味及薑蔥一起放入鍋內，加雞湯適量。

（3）先武火煮沸，改用文火煮，至熟爛，加鹽適量即成。每 3 日 1 次，每次吃甲魚、喝湯。

【功效】補腎益精，滋補氣血。適於腰膝酸痛，陽痿，小便頻數患者服用。

本方中菟絲子味甘、性溫，有滋補肝腎、固精縮尿、明目之功效；甲魚養陰清熱、涼血補血，能滋補肝腎、滋陰潛陽、軟堅散結、退熱除蒸。對骨蒸勞熱，虛症咳嗽，崩漏帶下，久痢，瘰癧，脫肛有作用。現代研究認為，甲魚能抑制腫瘤細胞的生長，提高機體免疫功能。白果能益氣養心，益腎滋陰。故常食本膳對肝腎不足的人有很好的調理作用。

【注意事項】

（1）甲魚不宜與莧菜、柿子、梨、茄子、香瓜同食。

（2）甲魚與泥鰍同食，易產生不良反應。

（3）吃甲魚食寒涼類飲料和食品，易致腹瀉。

（4）吃甲魚不宜食花生仁。

（5）吃甲魚，食石榴、桑葚，易產生噁心、嘔吐、腹瀉等症狀。

白果枸杞甲魚煲

【原料】白果 20 g，枸杞子 20 g，甲魚 1 個，銀耳 20 g，鹽 3 g，紅棗 6 枚，蔥 10 g，味精 2 g，料酒 10 g，雞精 2 g，生薑 5 g，雞油 25 g，胡椒粉 3 g，菜心 30 g。

【製法】白果去心，洗淨，甲魚燙死後，除去內臟及爪，枸杞子洗乾淨，去果柄及雜質，生薑切片，蔥切段；紅棗去核，銀耳用清水發好。

將甲魚、白果、枸杞子、料酒、生薑、蔥、銀耳、紅棗同放燉鍋內，加入清水約 2800 ml，置武火燒沸，再用文火燉煮 30 分鐘，加入菜心、胡椒粉、鹽、雞油、味精即可。

【功效】止咳定喘、滋陰補虛。適用於哮喘、痰嗽、白帶、遺精、淋病、尿頻數等症。用於肺氣腫、慢性支氣管炎、盆腔炎、泌尿系感染、肺結核等病症輔助治療。

枸杞具有補腎益精、養肝明目的功效。現代藥理研究認為，枸杞子具有降低血糖、抗脂肪肝及有一定的降壓作用；甲魚能滋陰潛陽、散結消痞，民間認為它具有一定的抗腫瘤和長壽的作用；銀耳具有養肺滋陰、生津潤燥的功能，與滋陰潤肺、止咳平喘的白果配合使用，更能增加滋陰補虛、補腎益精的功效。故常食本膳，有病可癒，無病則滋補養身。

【注意事項】

（1）甲魚與黃鱔與蟹同食，孕婦會影響胎兒健康。甲魚不能同雞蛋同食。

（2）甲魚同鴨肉同食，會引起便秘。

白果煮鯽魚

【原料】250 克重鯽魚 2 條，白果適量。

【製法】將魚去腸雜洗淨，用白果仁填滿魚肚，再用線紮緊，放入鍋中煮熟。每日 1 次，以治癒為度。

【功效】清熱化瘀，解毒排膿。適用於治療肺癰（肺膿腫吐濃痰）。

本膳中鯽魚健脾利濕，清熱，解毒，通絡下乳。常用於食慾不振，痢疾、便血、癰腫、潰瘍等。白果能止咳化

痰，排膿生肌。因此，二味合用效果更佳。

【注意】

（1）鯽魚不可同豬、雞、羊、狗、鹿肉及芥菜同食，食之易生熱。陰盛之體食之，易生熱，而生瘡瘍。

（2）鯽魚不宜與天冬、麥冬、厚朴、沙參、異胭肨同食。

（3）鯽魚同冬瓜同食，會使身體脫水。

神仙魚肚

【原料】紅豆 50 g，白果、蓮子各 24 枚，西洋參 3 g，水發魚肚、熟雞腿肉各 150 g，肥膘肉、蛋清及各種調料適量。

【製法】將紅豆洗淨，加水煮爛，攪拌成泥；魚肚擠淨水分，切成直徑 4 cm 長的圓形 12 塊；雞肉剔去筋，同肥膘肉、紅豆搗成泥，用雞蛋清調散，放入味精、鹽、黃酒、花椒水、高湯、薑汁，攪成粥狀泥子，冬菇切成細絲，將泥子抹在魚肚上面，用冬菇細絲做成圖案，上屜蒸熟取出，內放高湯、黃酒、花椒水、精鹽，燒開後，撇去浮沫，用濕澱粉勾成米湯芡，淋上芝麻油，澆在蒸好的魚肚上即成。

【功效】本方有健脾胃、補氣血的作用。適用於脾虛食少、神疲乏力、大便溏瀉、眩暈、心悸不寧、面色無華者食用調補。

白果雪蛤

【原料】白果 10 g，雪蛤羔 10 g，冰糖 15 g。

【製法】白果去殼，去芯，雪蛤羔發脹後，用鑷子除去黑仔及筋膜，冰糖打碎，將白果仁放入容器內，加水200 ml，加入雪哈、冰糖用火燒沸，文火煮熟透即成。

【功效】滋陰補肺，祛痰止咳，平喘。用於肺心病。

白果黨參黃芪燉蚌肉

【原料】河蚌肉 50 g，白果仁 15 g，黨參、黃芪各 12 g。

【製法】以上 4 味，加水適量燉熟即成。吃肉，喝湯，每日 1 劑。

【功效】益氣止崩。用於脾虛型陰道出血（血崩）。

本方中，蚌肉滋陰、清熱、明目、解毒，常用於煩熱、消渴、血崩、帶下等；黨參能補中益氣，健脾養血，抑制胃酸分泌，提高免疫功能；黃芪補中益氣、升陽舉陷、利水退腫、托瘡生肌，常用於氣虛無力、中氣虛陷，胃下垂、脫肛、婦女崩漏、子宮下垂等；白果有滋陰益腎、益氣止帶的作用。故應用本膳，可以健脾養血、補中益氣，對中氣虛陷、婦女崩漏有輔助治療作用。

白果黨參當歸燉蚌肉

【原料】鮮河蚌肉 50 g，白果仁 15 g，黃芪、黨參各 12 g，當歸 10 g，紅糖 25 g。

【製法】河蚌肉洗淨，與各味加水適量同燉。

【功效】止血補血，用於功能性子宮出血患者止血補血。

(三)銀杏、果蔬類菜餚

白果炒香菇

【原料】白果仁 50 g，香菇 150 g，白糖、精鹽、雞湯、醬油、味精各適量。

【製法】將香菇去雜洗淨、擠乾水分，白果仁洗淨、去掉內種皮。然後將炒鍋燒熱，放入菜油，再投入香菇和白果仁略煸炒後，放入精鹽、白糖、雞湯、醬油、味精，再用旺火燒沸，改為小火燉至入味，再用濕澱粉勾芡，淋上麻油裝盤即可食用。

【功效】益氣固腎，活血降脂。用於高血壓、高血脂、冠心病患者等。

香菇具有補氣益胃功效。近代研究證實，香菇有降低甘油三酯、膽固醇及低密度脂蛋白的作用。香菇含有一種核酸類物質（腺嘌呤衍生物），有降低血脂的特殊作用，此物質可抑制血清和肝臟中膽固醇上升，並可延緩動脈硬化和血管變脆，還可降低血壓；白果具有改善微循環，擴張血管，降低血液黏度的作用。

兩味合用，可提高對冠心病的輔助治療作用。

白果炒薺菜

【原料】薺菜、栗子、白果各適量。

【製法】薺菜洗淨，切絲，與栗子、白果共炒食。

【功效】適用於卵巢癌月經過多，體力虛弱而又有貧血者。

本膳中薺菜涼肝止血、明目降壓、利濕通淋，常用於便血、吐血、血崩、月經過多等；栗子能養胃健脾，補腎強筋，活血止血；白果滋陰益腎，止帶止濁。故本品既可用於月經過多，體力虛弱，又對癌症有一定抑制作用。

日本國立癌症預防研究所，經過大量的研究和試驗篩選 20 種對癌症有顯著作用的蔬菜。其中，薺菜對癌症抑制率為 35.4%。

白果蘆薈

【原料】白果 400 g，蘆薈肉 100 g，紅色甜椒半個，芫荽、胡蘿蔔、鹽、油、味精、醬油各適量。

【製法】白果去殼、去皮，蘆薈肉煎汁少量，先將白果仁，放入油鍋內炒，再放蘆薈汁，添加甜椒少許，調至白果仁至合適味，裝盤。在案盤頂端放置芫荽葉，蓋 3 片胡蘿蔔片即成。

【功效】潤肺平喘，鎮咳祛痰，補虛扶衰，促進血液循環，抗菌消炎。用於慢性支氣管炎、咽痛、咳嗽、頭暈、耳鳴等。

蘆薈有清肝熱、鎮咳祛痰、抗菌消炎、化瘀生肌、排膿拔毒的作用。用於便秘、慢性肝炎、慢性支氣管炎、頭暈、耳鳴、煩躁、瘻管，小兒驚癇等。外用治出血性疾病、癰腫、扭傷、燒傷、皮膚病、痔、脫肛、風濕、神經痛、萎縮性鼻炎，及用於美容劑、化妝品等。與白果合用，可增加平喘止咳，促進血液循環，補虛抗衰等作用。對頭暈、耳鳴、慢性支氣管炎等具有改善症狀作用。

八寶銀杏

【原料】熟蓮子 50 g，銀杏仁 25 g，熟栗子 25 g，橘餅 25 g，蘋果 25 g，香蕉 25 g，橘瓣 25 g，蜜棗 25 g，白糖、濕澱粉適量。

【製法】將白果、栗子、香蕉、蘋果、蜜棗、橘瓣、橘餅等均勻切成蓮子大小的丁，鍋中盛水，放入蓮子、銀杏、橘餅、蜜棗、橘瓣、白糖，燒沸後用濕澱粉勾芡，然後再放入栗子、蘋果、香蕉，拌炒均勻。即可食用。

【功效】調補五臟，保健強壯。適用於病後體虛，老年體衰及氣血不足等。

本品為甜菜，主要原料為食療果品，其中蓮子健脾養心，安神固腸；白果斂肺平喘、益腎澀精；栗子補脾健胃、益腎補肝；橘餅和胃順氣；蘋果健脾和中；香蕉潤腸清熱，蜜棗健脾補元、補氣養血。這些果品相配不僅是一味食療佳品，而且具有調補五臟、保健強身的功效。

白果素菜煲

【原料】白果 70 g，栗子 70 g，胡蘿蔔 70 g，冬筍 70 g，素雞 70 g，水發黑木耳 70 g，油豆腐 70 g，菜心 10 棵，醬油 25 ml，鹽 3 g，麻油 15 ml，素油 100 ml，濕澱粉 10 g，鮮湯 250 ml，蔥、生薑各適量。

【製法】將栗子洗淨，放入沸水鍋中，煮至開裂，剝去衣殼。白果敲裂，剝去殼衣，放入碗中，加水浸沒，上籠蒸 20 分鐘，至熟後去心。胡蘿蔔切成丁，筍切小丁片，素雞放入油鍋炸至結皮，撈出切塊。

　　鍋中放清水燒沸，將以上各料都放入焯水後撈出，用冷水沖涼瀝乾。

　　炒鍋放素油燒至五成熟，將栗子、白果入油鍋，過油後撈出。趁熱鍋放入蔥段、生薑片爆香，隨即將所有素菜原料下鍋煸炒後，加入醬油、鹽、白糖、鮮湯，用武火燒15分鐘，收稠鹵汁，用濕澱粉勾薄芡。瓦煲上火燒熱，淋入麻油，將鍋中素菜倒入煲中加蓋即可食用。

　　【功效】滋陰養顏、抗衰延年。適用於中老年人健康保健者食用。

　　【注意事項】

　　（1）咳嗽痰稠不利者慎食。

　　（2）白果有毒，不宜大量食用，不宜食白果芯。

　　（3）外感表證，痰濕實熱內盛，產後均不宜食用。

　　（4）不宜與維生素類、四環素類、紅黴素、甲硝唑、西咪替丁藥物同食。

詩禮銀杏

　　詩禮銀杏是孔府名菜。相傳，孔子教子孔魚裡學詩禮曰：「不學詩，無以言，不學禮，無以立。」嗣後傳為美談。其後裔自稱為「詩禮世家」。53代「衍聖公」孔治建「詩禮堂」，堂前有兩株銀杏，種子碩大豐滿。以後孔府請客，總要用此銀杏的種子做一道甜菜，用以緬懷孔老夫子的教導，便美其名曰：「詩禮銀杏。」

　　【原料】水發白果500 g，冰糖100 g，白糖50 g，蜂蜜50 g，豬大油50 g。

　　【製法】先將水發白果用開水過一遍，控淨水分，冰

糖研成碎末，再將炒勻內加入豬大油，燒至五成熱時，倒入蜂蜜炸出味時，加入白糖、冰糖、白果、慢火煨烤收汁，至金黃色出勻即可。成菜色如琥珀，清鮮淡雅，酥爛香甜。

【功效】開胃健脾，斂肺氣，定喘咳。

【注意事項】白果有毒，不宜多吃。

銀杏酥泥

【原料】白果仁 150 g，芝麻 10 g，核桃仁 5 g，白糖 100 g，豬油 100 g。

【製法】白果仁煮至 10 分鐘，脫去內種皮和芯，撈出，放入碗中，加水，上蒸籠再蒸至熟爛，取出濾乾，搗成泥狀。芝麻炒香，研細；鍋置火上，放入豬油，待油沸時，即倒入銀杏泥翻炒，至水分將盡，放入白糖攪勻後，再放入豬油、芝麻、白糖、核桃仁，溶化混為一體即成。

【功效】補腎固精，潤肺益肝。

本品中白果能溫肺益腎，平喘止咳；芝麻補血明目，袪風潤腸，益肝養髮；核桃仁補腎固精，溫肺定喘，潤腸。三味合用，對咳喘、通便、尿頻等有輔助治療作用。

蜜三果

【原料】山楂 250 g，板栗 250 g，白果 25 g，白糖、桂花糖、蜂蜜、麻油適量。

【製法】先將山楂洗淨放入鍋內加水煮至五成熟，撈出去皮及核；栗子洗淨，淺剁放入沸水鍋中稍燙，撈出剝去殼；白果去殼和膜皮，洗淨。再將栗子、白果放入盤

中，加清水上籠蒸 20 分鐘熟透取出，去掉白果芯待用；最後將鍋內放入麻油、白糖、清火、蜂蜜、山楂、栗子、白果，煮沸，改小火稍煨，加入桂花，淋上麻油即可食用。

【功效】健脾開胃，和血降脂，化痰消積。適用於脾胃兩虛所致咳嗽不止，胃口不佳，胸悶腹脹及高血壓、高血脂症等。

白果花生煮紅豆

【原料】花生 20 g，栗子 20 g，白果 10 g，紅豆 20 g，糖適量。

【製法】四味經加工洗淨，加水適量煮至爛。食時加糖調服。每日 1 次。

【功效】適用於白血病有少量出血、貧血、體力不足者。

白果糖栗子

【原料】白果、栗子、白糖各適量。

【製法】前二味，加水適量同煮熟，再加白糖調服。每日 1 小碗。

【功效】適用於肺癌虛證，氣促者。

本品養胃健脾，補腎強筋，活血止血，常用於腎虛咳喘，病後虛弱等。白果補肺益腎，平喘止咳；栗子能補氣厚胃，補腎活血，尤其對腎虛有良好的治療作用。與白果同用，對身體有調養作用，增強體質，祛病延年。

桂花白果

【原料】白果仁 300 g，桂花、白糖、濕澱粉各適量。

【製法】白果放入清水鍋內，煮 10～15 分鐘，撈出洗淨，鍋內重新放入清水，再將已煮過的白果仁燒至熟，加白糖，用濕澱粉勾稀芡，放入桂花少許，即可出鍋裝盤。

【功效】滋陰養肺，止咳生津。適用於肺陰虛所致的久咳、乾咳、氣喘、多痰等症，也可用於脾虛食慾不振等症。

桂花具有化痰散瘀，生津闢臭，祛腹內一切冷病，適用於咽乾、口燥等；而白果則具有斂肺氣，定喘嗽的效果。因此桂花與白果合用，對乾咳、氣喘、多痰的患者療效更佳。

【注意事項】白果不宜多食。

蜜桃銀杏

【原料】銀杏肉 100 g，水蜜桃 700 g，紅櫻桃 10 粒，冰糖 150 g，濕澱粉 25 g。

【製法】將銀杏肉放入開水中煮 10 分鐘，取出瀝乾水。水蜜桃切成兩半，去核，放入碗中，加冰糖 80 g。蓋上圓盤，上蒸籠用旺火蒸，約 10 分鐘取出。櫻桃放入蜜桃中間，將炒鍋置旺火上，加清水，銀杏燒至熟起鍋，原鍋中加冰糖，用濕澱粉調稀勻薄。白果擺在蜜桃四周，淋上芡汁即可。

【功效】斂肺氣，止喘嗽。適用於痰飲咳嗽，喉間哮喘、氣喘、氣短、胸部不適、便秘及消化不良等。

本膳中桃甘、酸、溫，生津潤腸，活血消積。常可用

於虛勞咳喘、潤腸便秘等。桃肉中含有較多有機酸和粗纖維，能促消化液的分泌，增加腸的蠕動，從而促進食慾，有利消化；櫻桃益氣，祛風濕，常用於虛症、貧血；白果補肺、定喘、止咳、化痰。二桃與白果配合使用，既能平喘止咳，又可通便，促進消化。桃肉中鐵的含量在水果中佔首位，對小兒、婦女缺鐵性貧血有輔助治療作用。

蜜汁白果

蜜汁白果是一道高檔的名菜佳餚。起源於山東省郯城縣。當地群眾用此膳宴食饗嘉賓，有近 200 年的歷史。現在已傳播到中國南北許多銀杏產區。

【原料】白果 500 g，蜂蜜 200 g，植物油 500 毫升。

【製法】將白果輕輕破碎除去外殼，放入 90～100℃的熱水燙一下，以便除去膜質內種皮。再倒入沸油中炸（勿用動物油）。視白果仁呈現黃色時，隨即撈出。時間過久則硬化，過短又炸不熟，所以要恰到火候。瀝乾油置盤內。再把蜂蜜加水少許燒開，熬蜜的過程中要不斷攪拌，防止焦化。然後將炸過的白果倒入熬好的蜜中，稍翻動，即可裝盤上桌。裝盤後配上雕花或青紅絲，襯以琥珀色的白果，使之色、香、味、形俱佳，令人望而生津，食而不厭。

【功效】益肺止咳，補中潤燥。

蜂蜜含有葡萄糖、果糖、泛酸、尼克酸、乙醯膽鹼、維生素 A、D、E，有補中、潤燥、解毒、止痛之功能。現代研究有通便及增強體液免疫作用。與白果配合使用，對肺燥乾咳、腸燥便秘等症有輔助治療作用。

【注意事項】供作蜜汁用的白果要求個大，勻稱，肉質鬆軟，糯性強。白果不宜多食。

拔絲銀杏

【原料】銀杏仁 300 g，糖桂花 5 g，熟芝麻 5 g，白糖 150 g，熟豬油 2000 g（實耗 70 g），麵粉 40 g，濕澱粉 100 g，雞蛋半個。

【製法】銀杏仁煮熟，去內種皮，稍粘上一層麵粉，用濕澱粉、乾麵粉、雞蛋調糊，放入銀杏仁後抓勻。炒鍋上火，放豬油，燒至六成熱，將掛糊的銀杏下入油鍋，炸至淺黃色，再復炸至金黃色撈出。復炸同時，另用炒鍋上火，放入油 10 克、水 1 克、白糖適量，中火熬化轉小火，能出糖絲時，將復炸的銀杏入糖汁中顛翻，撒上熟芝麻仁、糖桂花，出鍋裝在抹有一層油的盤中。上桌時帶一碗涼開水。本品色澤金黃，金絲縷縷，酥脆香甜。

【功效】滋陰養肺，健胃補腎。適用於肺虛所致久咳、乾咳、多痰等症。

【注意事宜】白果不宜多食，成人以吃 10 枚左右為宜。

椒鹽白果

【原料】白果 500 g，蠶豆水粉 100 g，花椒鹽 10 g，精鹽 5 g，雞蛋清 75 g，麵粉 50 g，熟豬油 1000 g（實耗 100 g）。

【製法】

（1）將白果去殼，放鍋中煮 20 分鐘，去除內種皮，換

水再煮 30 分鐘，撈出瀝水；

（2）雞蛋清加入精鹽，麵粉拌勻，再加入蠶豆水粉調和成糊狀；

（3）鍋置火上，倒入豬油燒至五成熟時，將白果蘸上蛋清，下油鍋炸一下撈出，油燒至七成熟時，再將白果放入，炸至金黃色起鍋裝盤，撒上花椒鹽即成。

【功效】定喘嗽，溫肺益氣。用於咳喘等。

【注意事項】白果不宜多食，成人以 10 枚左右為宜。

糖熘白果

【原料】水發白果仁 150 g，白糖 60 g，澱粉 25 g，清水 300 g，鹼適量。

【製法】白果仁去皮及胚芽，上籠蒸熟取出，鍋內加清水，放入白果、白糖置火上燒沸，撇浮沫，勾芡，倒入盤內即成。

【功效】補肺滋陰，生津止渴。用於久咳虛喘、肺結核、咳嗽及糖尿病患者肺虛所致久咳、乾咳、氣短、口渴咽乾、潮熱、盜汗等症。

煨白果

【原料】白果仁適量。

【製法】煨熟去皮，去芯，每次服 1 枚，最多不超過 10 枚。每晚服 1 枚，10 天為 1 個療程。

【功效】用於幼兒遺尿。用本方治 2 人，均癒。

炒白果

【原料】白果適量。

【製法】白果炒熟，每日 10 枚。

【功效】用於肺癌虛證，氣促者。

菜油浸白果

【原料】未成熟白果 100 枚，菜油適量。

【製法】選未成熟、外種皮未損傷的大白果，不去柄，放入有蓋玻璃瓶裡，但不用鐵器，用油浸沒，不可外露，放避光處，浸 100 天。早、中、晚各服 1 枚（幼兒酌減）。食時連外種皮與果肉一起吞服，服用 30～100 枚。如出現紅點，等紅點退後，再服用。

【功效】養陰清肺，增強肺氣。用於肺結核。

閻鳳岡等，用油浸白果治肺結核臨床實驗，結果顯示，本法治療 400 例，其中發熱好轉 73.19%，盜汗好轉 77.32%，咳嗽好轉 66.76%，氣喘好轉 68.15%，咳血好轉 85.05%，食慾好轉 70.12%。

麻油浸白果

【原料】生白果，麻油。

【製法】白果去殼，置於罐中，用麻油煎沸沖之，封罐深埋於地下，1 月以上。第 1 天吃 1 粒，第 2 天吃 2 粒，漸增加到 20 粒，溫水送服至癒為止。

【功效】潤肺消炎。用於慢性肺炎。

白果車前豆腐

【原料】白果 7 個，車前子 15 g，豆腐 200 g。

【製法】將白果去殼、去芯，與車前子煎後，取汁，再加豆腐同煮，加調料適量即可。

【用法】連湯服。

【功效】清熱，利濕，止帶。用於濕熱帶下。

本品中，車前子利水通淋，滲濕止瀉，清肝明目，祛痰止咳；豆腐益氣和中，生津潤燥，清熱解毒，止咳消痰，寬腸降濁，對消渴、氣血不足、月經不調等有輔助治療作用；白果有止帶止濁功效，可用於濕熱或脾虛帶下。故本品既可用於濕熱帶下，且對止咳祛痰也有很好的效果。

【注意事項】

（1）老人及缺鐵性貧血病人不宜多食豆腐。

（2）患嚴重腎病、痛風、動脈硬化、消化性胃潰瘍、腹脹、易腹瀉者不宜多食豆腐。

（3）豆腐忌與菠菜、香蔥同食，因為諸味一起烹調能生成草酸鈣不易被人體吸收，容易形成結石。

白果豆腐

【原料】白果 10 個，豆腐適量。

【製法】白果去殼，將白果與豆腐共煮食。

【功效】用於治咽喉腫瘤。

本品中豆腐益氣和中，生津潤燥，清熱解毒，止咳消痰；白果，《本草再新》載有「排膿拔毒，消疱疥疽瘤」

之功效。因此，食用本膳對患者症狀的改善以及身體的調養都有一定的作用。

(四)銀 杏 湯

白果丸子湯

【原料】白果 10 g，浙貝母 15 g，豬瘦肉 200 g，紹酒 8 g，胡椒粉 5 g，生薑 10 g，蔥白 15 g，食鹽 6 g，豌豆粉 25 g，味精 6 g。

【製法】

（1）將白果去殼洗淨，浙貝母洗淨，去雜質共炒香，研為細末。

（2）將肉剁成餡，薑蔥切碎。

（3）將肉餡及所有佐料一併放入盆內，加水適量，拌勻做丸。

（4）將湯餡置武火上燒沸，投放成形丸子，煮 3～5 分鐘即可。

【功效】消肺化痰，止咳平喘。用於急性氣管炎患者之咳嗽，痰多色黃、氣急等症。

白果雞湯

【原料】白果 5 g，雞肉 30 g。

【製法】先將白果去殼，用水適量，將二味煮成湯後，加少許食鹽調味。每日 1 次。

【功效】治幼兒流涎。

雞肉能溫中益氣，健脾胃、補肝腎、養陰清熱；白果，

《本草便讀》曰：「上斂肺金除咳逆，下行濕濁化痰涎」。

雙杏桃皮湯

【原料】銀杏 12 g，杏仁 10 g，桃樹皮 10 g，瘦豬肉 100 g。

【製法】將前三味用布包好，與豬肉同入鍋，加水適量煎煮至肉熟爛，加入少許調料即可。食肉，飲湯，每日 1 次，連服 30 劑為 1 個療程。

【功效】扶正、抗癌、消癥。用於婦女生殖道癌瘤的輔助治療。

白果豇豆牛肉湯

【原料】白果 10 個，豇豆 50 g，牛肉 250 g，食鹽少許。

【製法】白果去殼與豇豆、牛肉一起燉至肉爛熟，加少許調品即可。

【功效】補脾斂肺，縮便止遺。用於治小便不禁、遺尿。

膳中豇豆健脾和胃，補腎益精，理中益氣，止帶消渴，散血消腫，清熱解毒；牛肉補脾胃，益氣血，強筋骨；白果補肺益氣，益腎滋陰，縮尿止帶。因此，本品對脾虛小便頻數、白帶、白濁有很好的輔助治療作用。

【注意事項】牛肉不可與栗子同食，同食會引起嘔吐。牛肉與紅糖同食，會引起腹脹。

沙參銀肉湯

【原料】玉竹 15 g，麥冬 9 g，沙參 15 g，銀杏 15 g，杏仁 9 g，瘦肉 60 g，調料適量。

【製法】將三味共煮湯，去渣取汁，入銀杏、杏仁及肉燉煮至爛熟，加調料即成。食肉，喝湯，2～3 天 1 劑，常服。

【功效】養陰補虛，消癥抗癌。用於宮頸癌放療或化療後，陰虧正虛患者的輔助治療。

方中沙參有滋陰清肺，祛痰之功能；麥冬滋陰潤肺，益胃生津，止咳清心；玉竹能養陰潤肺，生津止咳；杏仁有降氣止咳平喘，潤腸通便的作用。據藥理試驗證明，杏仁對人宮頸癌 JTC 株及 W-265 癌內瘤等有抑制作用；白果滋陰潤肺、止咳平喘，自古便有抗腫瘤的記載。故諸味配伍共同，尤其對病後陰虧正虛患者有滋補調養作用。

雙銀湯

【原料】銀杏仁 100 g，銀耳 50 g，雞蛋 1 個，白糖 100 g，豬油、汁芡、味精、青紅絲各適量。

【製法】

（1）將銀杏仁煮熟，撈出，用刀壓扁。然後置鍋中過油（油不可太熱，60℃至 70℃即可）。炸起花為止。

（2）浸泡淨雜的銀耳分成片狀，然後倒入潔淨的鋁鍋內，加水適量，旺火燒沸後，移溫水煎熬 2～3 小時，至銀耳爛熟為止。

（3）將白糖放入另一鍋內，溫火熬漿，這時將雞蛋打

破，取蛋清，兌入清水少許，攪勻後，倒入鍋內攪拌打去浮沫。

（4）放入炸起花的銀杏仁，攪動，旺火燒沸，然後另鍋將銀耳和汁液傾入。這時可放入適當的青紅絲、味精，起鍋時，加少許豬油即成。

【功效】滋陰補肺。

銀耳滋肺生津、滋陰養胃、益氣和血、補腦強心、增強巨噬細胞吞噬能力，促進抗體形成，促進體液免疫、抗腫瘤、抗炎、抗潰瘍、抗突變、保肝、抗血栓形成、抗衰老、升高白細胞、降血糖、降血脂，促進蛋白質合成；銀杏仁潤肺滋陰、止咳平喘。故服食本膳，可用於虛勞咳嗽、痰中帶血、老年支氣管炎、肺結核、肺源性心臟病的輔助治療，而對血崩、痔核出血也有一定治療作用。

白果沙參湯

【原料】花生米、白果、北沙參各 15 g，冰糖適量。

【製法】將白果去殼，與花生米、百合、北沙參放在一起水煎取汁，加適量冰糖即成。

【功效】滋陰清肺、益胃生津。適於治療久咳痰少，氣短咽乾。

白果花生大棗湯

【原料】白果 30 g，花生米 30 g，大棗 30 g，冰糖適量。

【製法】先將白果去殼及胚芽，與花生米、大棗、冰糖加水適量共煮熟。每日 1 次，連服 15～30 日。

【功效】潤肺止咳，平喘和胃，適用於肺氣腫。

膳中花生潤肺、和胃、袪炎、止血，對咳嗽、聲啞、咳嗽哮喘、老年慢性支氣管炎、支氣管擴張、咯血、肺氣腫、高血壓、心力衰弱、心律不整、慢性肝炎、慢性胃炎以及小兒百日咳等有效；大棗能補脾和胃、益氣生津、解藥毒、保護肝臟、抗氧化、抗腫瘤、抗突變等，可用於過敏性紫癜、慢性支氣管炎、秋冬虛勞咳嗽，高膽固醇血症，高血壓，動脈粥樣硬化，脾胃虛弱等；白果斂肺、定喘、止咳，抗氧化。故服食本膳，既可用於肺氣腫、咳嗽、慢性支氣管炎，而對肝臟和心臟等疾病有營養調節作用。

【注意】

（1）大棗不宜與蘿蔔、維生素 K、動物肝臟同食。

（2）花生能促進血凝、促進血栓形成，故患血黏度高或血栓的人不宜食用。

白果髮菜木耳湯

【原料】白果、髮菜、黑木耳、香菇各適量。

【製法】四味經加工洗淨，加水適量共製成羹湯。

【功效】適用於肺癌虛症。

白果金針湯

【原料】金針菜 120 g，白果 15 個，糖適量。

【製法】白果去殼，與金針菜同煮，取其湯，再加糖煮沸。

【功效】定喘，安眠。此方對慢性哮喘有效。

白果斂肺平喘止咳；金針菜，《雲南中草藥選》認為有鎮靜作用。兩味合用，既可止咳平喘，又能鎮定安神，從而有利於哮喘緩解。

【注意事項】鮮金針菜含有秋水仙鹼，在人體內被氧化後可產生有毒物質。會引起噁心、嘔吐等中毒症狀，在食用鮮品前先將置水中浸泡至少 1 小時，或用開水燙後，擠去汁液，用時炒熟煮透，才能去除有毒物質。但乾的金針菜秋水仙鹼已破壞。

白果西米羹

【原料】鮮白果 100 g，西米 100 g，白砂糖 50 g，桂花糖 50 g，濕澱粉 20 g，開水適量。

【製法】將鮮白果去殼，用清水洗淨。然後將其放入燒至五成熱的油鍋中，炸去白果上面的一層薄皮後撈出，瀝淨油，揀去剩下的薄皮，再將白果用刀拍扁，令其出現裂紋易於進味。西米淘洗乾淨後，用清水將其泡軟。然後將其放入開水鍋中，上旺火燒開後，再轉小火煮 5 分鐘，待西米呈半透明狀，中間只有一點白點時，撈出放入涼水中過涼。取鍋上火，倒入開水，隨後放入西米、白果和白砂糖，用旺火燒開後撇去上層浮沫，加入桂花糖，用濕澱粉勾芡後起鍋裝盤即成。

本品色彩美觀，白果香糯，甜潤爽滑，是備受歡迎的營養藥膳。

銀杏蓮子羹

【原料】白果 20 g，蓮子 30 g，藕粉 50 g，冰糖適量。

【製法】銀杏去殼，蓮子去芯，浸泡半小時，加水同煮40分鐘，至蓮子熟爛後，加冰糖。藕粉加冷水攪成勻漿，倒入湯鍋內煮成羹。

【功效】補氣養陰，活血化瘀。用於乳腺癌，有扶正抗復發的作用。

二、銀杏飯及點心

白果雞丁飯

【原料】雞肉 250 g，白果 6 g，粳米飯 250 g，料酒、蔥、薑、蛋清、生粉、精鹽、味精等適量。

【製法】

（1）小雞肉洗淨，切丁，放入碗內用蛋清、精鹽、生粉和勻；白果去殼入油鍋爆至半熟時撈出，剝去皮膜。

（2）起油鍋，下雞丁煸炒，再放入銀杏，炒至雞肉熟時撈出。

（3）油鍋入蔥、薑片，放入雞丁及各種調料，稍炒，生粉用水調勻勾芡。

（4）淋麻油即可，然後蓋交在熟粳米飯上。

【功效】除痰定喘，潤肺止咳。適用於咳嗽、痰多、氣喘等。

白果功能降氣止咳，主要用於咳嗽氣逆、喘促等症。本藥膳中配以蔥薑之辛溫發散，故更宜用於風寒之咳、痰、喘。雞肉與粳米飯健脾益氣，脾健運則濕痰自消，且有培土生金以補肺虛之功效。

白果八寶飯

【原料】白果仁 10 g，桂花肉 10 g，青梅 10 g，紅棗 10 g，蓮子 10 g，金橘餅 10 g，青紅絲 10 g，糯米 250 g，白糖 100 g，桂花鹵少許，熟豬油 125 g。

【製法】將白果仁煮 10 分鐘，去內種皮，撈出備用。糯米蒸熟，取出，入盆內和 150 g 白糖、50 g 豬油拌勻，成甜飯。用碗 1 只，抹上豬油 25 g，將八寶飯配料在碗內拼成圖案，再將甜飯放入填平，上籠蒸透取下，翻身入盤。炒鍋上旺火，放清水 300 ml，糖 50 g，和桂花鹵燒沸，用澱粉勾芡，澆於盤上，八寶飯即成。

【功效】本品酥爛香甜，芳馥可口，具有健脾養胃之功效。

白果粽子

【原料】糯米 1000 g，白果 200 g，板栗、大棗、柿餅子等適量。

【製法】糯米洗淨，在溫水中浸泡 4 小時。白果去殼和內種皮。取已用溫水浸泡的茭葉或箬葉 2～3 片，捲成圓錐狀，加入糯米及白果等餡料，後封口，以細繩紮緊。放鍋內加足水，武火燒開改文火，煮至熟爛即可。

【功效】本品香氣四溢，芳馥可口，是年老體弱和哮喘患者的輔助藥膳。

銀杏葉餅

【原料】銀杏葉 5～9 g，麵粉適量。

【製法】將銀杏葉研為細末，和麵作餅，煨熟。

【功效】止瀉痢，用於痢疾。

本方來源於明代《本草匯品精要》，是中國最早用銀杏葉內服治療疾病的良方。

白果豆沙餅

【原料】精粉 450 g，麵肥 100 g，白果仁 80 g，紅豆沙餡 250 克，白糖少許。

【製法】將精粉 450 g 與麵肥、清水調製成酵麵。麵發好後，兌加鹼，揉入白糖，揉出鬆軟性，略烊。將白果仁煮熟，待涼後，破為兩瓣，泡在水裡備用。將面團揉搓成長條。25 g 為一個劑子，逐個擠壓圓片，包入豆沙餡，封好口後，翻過來，在正面用白果仁擺成梅花形狀，再用梳子在「梅花」四周壓幾道紋，上屜用旺火蒸 12 分鐘即成。

【功效】具有利水除濕，消腫解毒，調經，通乳，止咳化痰等作用。

鳳眼餅

【原料】銀杏 200 g，麵粉 250 g，瘦豬肉 100 g，薑、蔥、鹽、油適量。

【製法】

（1）將銀杏仁放入沸水中汆一下，撈出去內種皮，切碎，用油炒至五成熟時，待用。

（2）將瘦肉剁細，加入佐料，與細碎銀杏仁調和成餡。

（3）將麵粉加水，揉和成麵團，軟硬程度與餃子皮軟度一樣，分成小團。

（4）將麵團擀成薄片，將餡填入，製成夾心小餅，放入油鍋，烙熟即成。

【功效】補肺益腎，清熱解毒。具有地方特色的營養強身藥膳。

葛粉白果湯圓

【原料】葛粉 300 g，白果餡 200 g，白糖 100 g，清水 600 ml。

【製法】葛粉加入冷水調和以不粘手為度，搓成圓子，用白果餡加白糖拌勻做心。將做好的圓子放入沸水鍋中，煮熟至浮出水面即成。每日 2 次，每次吃湯圓 5～8 個。

【功效】生津止渴，解肌退熱。用於熱病口渴，消渴（糖尿病）患者。

白果圓子

【原料】糯米圓子 30 只，白果 90 g，生梨 30 g，蘋果 30 g，香蕉 2 根，紅棗 30 g，白糖 30 g，菠蘿蜜、桂花各適量。

【製法】

（1）將蜜餞和水果切成小丁。

（2）糯米洗淨，用冷水浸泡，加工成水粉，瀝乾，搓成圓條，摘成小塊，做成碗形，中間放入餡心包攏搓圓。

（3）鍋內放水，加白糖，用武火燒沸，將圓子放入鍋中，煮熟浮出水面時，即放入白果、水果、桂花燒沸即

可。

【用法】口服，每日 2 次，每次吃圓子 6～8 個，隨意喝湯。

【功效】滋陰潤肺，生津解渴。用於糖尿病患者肺虛所致乾咳氣短、痰少而稠、口渴口乾、聲音嘶啞、煩熱、盜汗、大便秘結之症。另外，飯後食用且有解酒、助消化之功效。

銀杏葉麵條

【原料】瘦豬肉 200 g，銀杏葉 10 g，白麵、綠豆芽、海帶絲、調料各適量。

【製法】先將麵粉如常加工成麵條。將銀杏葉洗淨放入沙鍋中，加入適量，煎 20 分鐘，去渣取藥汁 50 ml，瘦豬肉洗淨，切成肉絲與綠豆芽、海帶絲等做麵條鹵，倒入銀杏葉藥汁攪勻，另 1 鍋下好麵條，煮熟撈出，盛入碗內，倒入面鹵即可食用。

【功效】活血止痛，斂肺平喘。用於心血瘀阻、心梗患者服用。

三、白果粥

白果羊腎粥

【原料】白果 5 個，羊腎 1 個，羊肉 50 g，粳米 50 g。

【製法】將羊腎洗淨，去臊腺脂膜，切成細丁，蔥白切成細節，白果去殼，再將羊肉和粳米洗淨，一起放入鍋中

煮粥，待肉熟米爛即成。

【功效】補腎止遺。用於小兒遺尿。

白果補腎、止帶、止濁、縮尿；羊腎補腎氣，益精髓，對腎虛勞損，陽痿、耳聾、遺溺、尿頻等有效；羊肉補虛益氣，溫中暖下，溫補脾胃，補血溫經。本方是元代飲膳太醫忽思慧用於治療小兒遺尿的藥膳方。採用養治結合、標本兼治的方法，效果明顯。

【注意事項】

（1）外感引起的發熱症或濕熱症，以及口乾、咽喉腫痛、口臭、咳嗽痰黃稠、便乾、便秘等忌食。

（2）羊肉不宜與南瓜、蕎麥、豆醬、食醋同食。

（3）羊肉反半夏、菖蒲，忌銅、丹砂。

白果珍珠粥

【原料】珍珠粉 5 g，白果 10 g，杏仁 10 g，冰糖 20 g，粳米 50 g。

【製法】將杏仁洗淨，冰糖打碎成屑，白果去殼，去芯，去衣，洗淨。

將粳米淘洗乾淨，放入鍋內，加入清水適量，置武火上煮沸，加冰糖、白果、珍珠粉，改文火同煮八成熟時加入杏仁，煮至粥熟即可。

【功效】安神定驚、養血益氣、潤肺定喘。適用於心悸怔忡、神志不寧、幼兒氣血未充、遇觸即驚、肺燥咳喘、肌膚不潤者食用，或用於冠心病、肺氣腫、慢性支氣管炎、神經官能症輔助治療。

珍珠為保健食品，具有安神定驚，明目消翳，解毒生

機的功能。藥理試驗表明，對四氯化碳性大鼠肝損有保護作用。具抗過敏作用。對小鼠肉瘤 S_{180} 有抑制作用。杏仁降氣止咳平喘，潤腸通便；白果補肺益氣養心，止咳平喘，抗皺嫩膚。故服用本膳對支氣管炎等慢性病患者有很好的調理作用。

【注意事項】

（1）咳嗽痰稠不利者慎食。

（2）杏仁宜後下，不宜過量，以免中毒。

白果蓮子烏雞粥

【原料】白果 6 g，蓮子 15 g，糯米 60 g，烏雞 1 隻。

【製法】烏雞宰殺，去內臟，洗淨，白果去殼，與蓮子、糯米洗淨，放烏雞腹內煮熟爛。

【功效】補肝腎，止帶濁。適用於腎陽虛帶下。

抗衰八寶粥

【原料】黑米、粳米、黑芝麻、核桃、紅棗、白果、銀耳、冰糖各適量。

【製法】以上食品各經去殼、洗淨，泡發加水，小火煮成粥。

【功效】具有滋陰補血之功能。能促進細胞分裂，防止細胞內有害物質自由基的積累，能增加白細胞，提高人體免疫功能，抵抗衰老。

白果苡仁粥

【原料】白果 10 枚，薏苡仁 60 g。

【製法】白果去殼，與苡仁洗淨，加水煮粥。

【功效】健脾利濕、斂肺縮泉。適於肺熱津傷型糖尿病患者食用。

養生八寶粥

【原料】大棗、蓮子、銀杏仁、葡萄乾、栗子、胡桃仁、松子、花生、紅豆、瓜子、綠豆、粳米、粟米、紅糖、白糖等適量。

【製法】食用時可選用6～8種煮粥。

【功效】補氣養血，滋陰壯陽，適宜於正常體質人群全面調理食用。

白果臘八粥

【原料】大米、白果仁、花生仁、黃豆、荸薺、蠶豆、栗子、肉丁各適量。

【製法】將上述用料洗淨，放入鍋內加水，武火煮熟，然後根據喜愛加入適量調料，用文火煨爛。

【功效】具有益氣調中，養脾益胃的功能。是一種美味節令佳品，具有很高的食療價值。

白果紫草菱角薏米粥

【原料】菱角、白果仁、紫草根各15 g，薏苡仁30 g，蜂蜜適量。

【製法】將紫草根煎湯，去渣，與白果（去殼）、菱角、薏苡仁煮粥，用蜂蜜調食。每日1劑，常服。

【功效】益氣健脾，消腫散結。

方中菱角益氣健脾，據《中國食療大全》介紹，菱的醇浸提液具有一定的抗癌作用；薏仁米健脾利濕，消腫散結，消熱，排膿。據藥理試驗，小鼠腹腔注射薏仁的醇提取物和丙酮提取物對艾氏腹水癌有抑制作用；能明顯延長存活時間；薏米的水醇提取物對小鼠實體瘤（U–14 和 HCA 實體瘤）均有明顯抑制作用及抗炎免疫作用。故白果與菱角、紫草根、薏苡仁搭配應用，既能補虛強體，又是抗癌的佳膳。

白果山藥粥

【原料】白果 15～20 枚，蓮子 20 g，山藥 15 g，大棗 15 g，糯米適量。

【製法】白果去殼，與諸品各經洗淨，加水，小火煮成粥。

【功效】常食，具有補肝健脾，益肺澀精，養心安神之功能。用於脾虛腹瀉，肺虛咳嗽，腎虛遺精等。

白果花生大棗粥

【原料】白果 10 g，花生仁、大棗、冰糖各 30 g，粳米 100 g。

【製法】以上諸品，放入一起加適量水煮熟成粥。

【功效】斂肺止咳。對慢性支氣管炎咳嗽等有輔助治療作用。

四仁粥

【原料】白果仁、甜杏仁、胡桃仁、花生仁各 2 份，

雞蛋 2 個。

【製法】上四味研末，每次取 20 g，加蛋，煮 1 小碗。於清晨服，連服半年。

【功效】潤肺止咳、平喘。適用於老年急慢性支氣管炎。

芡實白果粥

【原料】芡實 30 g，白果 10 枚，糯米 30 g。

【製法】將以上配料洗淨。加水適量，放入鍋內，煮成粥。1 日 1 次，10 日為 1 個療程（食量少者，糯米可用 15～20 g）。

【功效】健脾補腎，固澀斂精，通利小便，祛濕止帶。適用於慢性腎小球腎炎（簡稱慢性腎炎）中、後期，正氣虛損，尿蛋白不消者。用本方治療 73 例，有效率為 89.1%。

白果杏仁粥

【原料】甜杏仁 20 g，銀杏（去皮殼）15 g，粳米 100 g。

【製法】將銀杏仁、杏仁共煮五成熟，再放粳米煮成粥即可。

【功效】宣肺散寒，祛痰平喘。對哮喘有輔助治療作用。

白果百合粥

【原料】百合 20 g，白果（去殼）20 g，糯米 60 g。

【製法】將以上配料洗淨，放入鍋內，加水適量，文火

煮，至爛，加食鹽，花生油或芝麻油少許，即成。每日1
劑，至效。

【功效】養陰潤燥。用於潤膚養顏。

入秋後，常會出現口舌乾燥，眼角乾澀、皮膚發緊、
乾燥脫皮、角化皸裂等。中醫認為是外界燥邪過甚、侵入
體內、損傷津液、津液虧虛、不能潤澤皮膚所致。進行飲
食調理，以滋陰潤燥，補養臟腑，對防治皮膚老化起皺有
一定效果。

茅根白果粥

【原料】大米 3.25 kg，黃豆 0.75 kg，玉竹 200 g，陳皮
50 g，荸薺 1.5 kg，鮮茅根 1 kg，白果 0.5 kg，鹼 2 g，腐竹
150 g，精鹽 200 g，竹蔗 2.5 kg。

【製法】

（1）取容量 20 kg 盆 1 個，洗淨，放在用 3 塊磚墊底
成鼎足上，盆內倒清水 5 kg，盆內橫放竹片 1 塊。

（2）將玉竹洗淨切片，荸薺洗淨，去皮，切片；白果
去殼用開水浸後去衣，搗扁；陳皮洗淨，切細，把以上各
料裝入布袋，用棉繩紮牢，放入盆內，將竹蔗去衣殼，洗
淨，切成長約 30 cm 長數段，再切片，分三四份，再用棉
繩紮牢，放入盆內，再將黃豆、腐竹、大米洗淨，用鹼攪
勻後放入盆內。

（3）蓋好盆蓋，取稻草 1 捆，放在大盆周圍，填滿與
盆呈齊平，在盆邊點著稻草，取稻殼 1 籮慢慢蓋上，輕壓
著火苗，讓火自上而下慢慢延燒完。經 10 個小時左右，稻
草和稻殼燒完，再燜 1 小時，灶內溫度慢慢下降二三成

後，去蓋，將裝藥的布袋及茅根、竹蔗等取出，將精鹽加入攪勻即可。

【功效】涼血止血，清肺定喘。用於肺結核，症見：熱病煩躁、吐血、咯血、衄血、肺熱喘急，咳嗽等。

白果紅棗粥

【原料】白果 8 枚，紅棗 10 枚，糯米 50 g。

【製法】將白果去殼，與紅棗和糯米洗淨，加水適量煮成粥。早晚服用，15 天為 1 個療程。

【功效】潤肺平喘，止咳化痰。用於痰熱咳喘患者。

白果粥

【原料】白果肉 5 g，粳米 60 g，白糖 15 g。

【製法】將銀杏肉與粳米洗淨，同入鍋中，加水適量，置武火上燒沸，繼用文火煮熬成粥，再放入白糖拌勻即成。每日早餐食用。

【功效】溫補脾腎、益肺平喘、止咳。用於急慢性支氣管炎的初、中期，以咳嗽、氣喘為症者，並對腎結核有輔助治療作用。

白果豆皮粥

【原料】白果 10～15 g，豆腐皮 30～45 g，粳米 30～60 g。

【製法】白果去殼及芯，豆腐皮切碎，與粳米同煮為稀粥。日分 2 次，空腹食用。

【功效】益氣養胃，消痰斂肺，止咳平喘。用於肺虛

咳喘、久咳不止、痰多。

【注意事項】本方具有收斂性，外感咳嗽初起者忌用。

白果長於斂肺氣，定喘嗽，並可除濕以減少痰量；而豆腐皮益肺胃，止咳，消痰。白果與豆腐皮配用，可增加補氣益肺，止咳消痰之功效。對腎虛遺尿、小便頻數、婦女體虛、白帶過多患者，亦是有效的輔助治療藥膳。

白果腐衣冰糖粥

【原料】白果 12 g，豆腐衣 60 g，冰糖 20 g。

【製法】白果去殼及芯，豆腐衣切碎，加水適量煮成粥。用冰糖調服。

【功效】益肺定喘、止咳消痰。用於哮喘。

豆腐皮清熱利肺、止咳消痰，養胃解毒。現代研究認為，豆腐皮有良好的健腦作用，因為它的谷氨酸含量很高，是其他豆類或動物性食物中的 2～5 倍，而谷氨酸在大腦活動中起著重要作用。

此外，豆腐皮中所含的卵磷脂還能降低血液中膽固醇的含量。白果斂肺止咳、化痰、定喘、止帶止濁。與補中益氣、和胃潤肺、止咳化痰的冰糖調服，可以增加止咳化痰、平喘的效果，對氣血兩虛所致頭暈耳鳴乏力也有很好的調理作用。

【注意事項】豆腐衣不宜和紅糖同服，因為紅糖中的有機酸和豆腐皮中的蛋白質結合，產生沉澱，不能被人體吸收利用。

第七章
銀杏保健（功能）食品

　　銀杏種仁供食用，加工成多種食品，在中國已有悠久歷史。小苦微甘，晶瑩透亮，糯軟滑膩，清新爽口是其共同的特點。近幾年來，銀杏葉作食品，也引起人們的重視，中國雖然起步較晚，但隨著食品加工理論和實踐的發展，消費者習慣的改變，銀杏葉食品必將馳騁於市場。

一、白果罐頭

　　罐頭食品的代表產品是糖水白果，保持了銀杏的風味和營養成分，在國內外市場上很受消費者的歡迎，生產廠家頗多，規格大致相似。

　　罐藏是罐頭的代名詞和統稱，是將經一定預處理的食品原料裝入特製的容器中，經密封後，進行高溫處理，殺滅絕大多數微生物，使之能夠較長時間保存的加工方法。罐頭食品的特點是保存期較長，加工後營養物質變化少，能保持原有風味，產品可直接食用，也可再加工食用（如：糖水白果罐頭等），便於攜帶，是很好的旅遊食品。對於地區和市場的調節、豐富人民生活都很有作用。隨著人民生活水平的不斷提高，對罐頭食品需求量將隨之增加。

　　罐頭食品製作的原料經過一定的預處理，鈍化各種酶，尤其是氧化酶的活性，抑制微生物，同時盡可能的不

破壞或少破壞營養成分及其色、香、味,然後 裝入到特製的容器中,並密封(俗稱封罐),殺菌並維持密封狀態而不受微生物侵染,使得食品能長期保存。

罐頭食品殺菌,是以破壞或殺死原料本身所含的霉和罐內殘存的絕大部分微生物,並由於罐內的各種條件,諸如一定的真空度、酸鹼度等,抑制罐內殘存微生物的發育,從而使罐頭食品能較長時間的保存而不致變質。

所以,罐頭殺菌的目的,一是抑制微生物的活動,使罐內食品在一般保管條件下,不腐敗變質,不因致病菌的活動造成食物中毒。二是在考慮殺菌工藝的同時,盡可能地保存食品的色、香、味、質地及營養價值。

【原料】白果,白砂糖

【工藝流程】

原料→分類→分級→清洗→煮沸→去殼→去內皮→取仁護色→秤重量裝罐→澆糖液→真空封罐→殺菌→冷卻→恆溫檢查→貼標裝箱入庫

【操作要點】

原料　揀去雜物、空粒、霉爛粒、蟲粒。

分類　按品種或品種類群分類挑出。

分級　可採用下列分級法:

級別	I	II	III	IV
每千克粒數	≤360	361~4000	401~455	≥456

清洗　在水池中連續用循環水漂洗 1～2 次,水溫 20～25℃。

煮沸　將種核放在夾層鍋內加水,種核與水的比例是

（2.5～3.5）：5，要求水與種核同時加熱，不允許先將水燒開，再倒入種核，否則種仁易炸裂、爛果。煮沸10～15分鐘，煮沸計時是水與銀杏同時沸騰時計時，並不斷攪拌。

去殼　在35～40℃的條件下碎殼，種仁肉較少被劃傷。

去內皮　在40～45℃熱水中反覆沖洗好幾次，完全去掉內種皮。

取仁護色　取出去掉內皮的種仁立即放入0.6%～0.8%的精鹽液中護色，防止種仁表面褐變，從而得到表面光亮、飽滿的黃白色核仁。

秤量裝罐　按罐型（如7114型及761型）秤出固定量的核仁裝入罐中。罐要預先在90～100℃的開水中或蒸氣中消毒3～5分鐘。

澆糖液　糖水的配方是：精鹽2.0%～2.5%、砂糖20%～35%、檸檬酸0.03%～0.05%。先將精鹽、砂糖和檸檬酸溶解於水中，煮沸，用4層細紗布過濾後，裝入罐中。加糖水後，罐內中心的溫度要保持70～80℃。

真空封罐口　用真空封口機封口，要求真空度達到59.99～66.99 MPa。

殺菌　用 $\dfrac{10 \sim 25 \sim 10\,分鐘}{121℃}$ 的殺菌公式。

冷卻　負壓0.12 MPa，罐溫至35～40℃。

恆溫檢查　恆溫的室溫35～37℃，恆溫時間3～5天，檢查成品罐不形成漏罐和脹罐。

貼標裝箱　貼上帶商標的說明後裝箱入庫。要求核仁

光滑晶瑩，粒肉間色澤均勻一致，湯汁清亮透明，風味香糯微甘，清香爽口，顆粒大小和形狀一致，不允許有裂仁、爛仁。

【功能】潤肺益氣，補腎固精，平喘止咳，止帶止瀉。對肺結核、支氣管炎有較好的療效。

二、銀杏果脯蜜餞

水果、乾果、蔬菜用糖製成的小食品叫果脯或蜜餞。

利用食糖保藏食品在中國已有悠久的歷史，早在 5 世紀甘蔗製糖技術發明以前，就曾利用蜂蜜保存果品，故此有「蜜餞」之稱。有了蔗糖以後，才以蔗糖代替蜂蜜，但蜜餞一詞一直沿用至今。

果品、蔬菜等加食糖所得產品稱糖製品。糖製品是以食糖的保藏作用為基礎的加工保藏方法。同時，經糖製後，其色、香、味、形和質地都有不同程度的改變，從而形成種類繁多，各具特色的產品。

糖製品能較長時期的保藏食品，主要是：糖溶液具有強大的滲透壓（遠遠超過微生物的滲透壓），使得微生物因缺水而出現生理乾燥，失水嚴重時可出現質壁分離現象，從而抑制微生物的發育；其次，高濃度的糖使糖製品的水分活性大為降低，同樣也抑制了微生物的活動。

對於少數耐高滲透壓和低水分活性仍能生長的霉菌，結合殺菌、加酸降低 pH 值及真空包裝等有效措施，也能得到有效的控制，使其製品能得以長期保存；糖溶液的另一保存作用，在於氧在糖液中的溶解度小於在水中的溶解

度，即抗氧化作用所致，從而有利於抑制好氧微生物的活動，也利於製品色澤、風味和維生素的保存。

果脯與蜜餞大同小異，可並稱，也可分稱，習慣上把含水分低，不帶汁的稱為果脯，而把果蔬浸漬糖液汁中含水較多，表面濕潤的叫蜜餞。

銀杏脯

【原料】銀杏、白砂糖、蜂蜜。

【工藝流程】

原料挑選和分級→去殼→預煮去殼→冷卻→配料糖煮→糖漬→烘烤→成品

【操作要點】

原料挑選和分級　選按品種類群將白果挑出分成堆，再按粒級分級加工。

預煮去皮　與銀杏汁的操作要領同。

冷卻護色　取出種仁放入 1% 的精鹽水中護色，冷卻至室溫。

糖煮和配料　加白砂糖 30 千克，蜂蜜 1.0～1.5 千克，添水 75 千克，加入檸檬酸或亞硫酸 100 克，精鹽 2 千克，白果種仁 50 千克，一次加入水中，旺火煮開 20～30 分鐘，要熟而不爛，不開裂。

糖漬　將煮好的白果種仁連同糖液一起倒入缸中，糖漬 24 小時，使種仁充分吃透糖液。

烘烤　撈起糖液中的種仁，瀝盡糖液，均勻攤放在烘屜中，不要重疊，送烘房烘烤，烘房溫度 60～70℃，要勤翻動和調整烘屜位置。烘 14～16 小時，種仁含水量達 14%

～16%時出烘房，剔出小粒和碎塊，即為成品。

分級和包裝　要求顆粒大小一致，不粘線。

成品色澤微黃或青綠，有透明感，吃時口感微軟而有糯性，甜酸而略有鹹味。

【功效】斂肺止遺。用於腎虛遺精等。

琥珀銀杏

【原料】銀杏、白砂糖等。

【工藝流程】

原料選擇和分級→烘烤去外殼→預煮去內皮→冷卻→護色→套糖→冷卻→油炸→濾油→裝罐→抽氣→密封→裝箱入庫

【操作要點】原料選擇與分級、烘烤去外皮、預煮去內皮和冷卻護色都與銀杏脯的操作要領同。

套糖　取白砂糖 50 千克，液體葡萄糖 5.0 千克，蜂蜜 1.5 千克，檸檬酸 30 克，水 20 千克，放入夾層鍋中，加熱至沸，並不斷攪拌，使糖充分溶解。放入瀝乾水的種仁 30 千克，煮 10～15 分鐘。離火時糖液的濃度在 75%以上。煮沸時不可大力攪拌，只翻動幾下即可，以免發生返砂現象。

冷卻　從糖液中撈出種仁，瀝去糖液，溫度保持 20～30℃，溫度過高，油炸時糖易溶入油中，冷卻溫度過低，種仁易結塊。

油炸　將套過糖的種仁放入竹筐一起放入 150～160℃的油鍋中，將種仁炸透而不焦煳，呈琥珀色，漂在油面，立即提起筐。將種仁倒入另一竹篩上控油，並迅速冷卻至

60℃左右，不時翻動，防止粘結。油炸時間不能長，在油中1～2分鐘，種仁表面光亮一致。

　　離心包裝　揀去焦煳、發粘、碎粒，按色澤和大小分級裝袋，抽氣真空密封，真空度0.05 MPa。成品琥珀色，半透明，脆中帶糯，甜香微酸，銀杏香氣濃鬱。

　　【功效】澀精止遺。用於早泄、遺精等症。

銀杏低糖羊羹

　　羹是糊狀或凍狀食品之意，由於最初所用原料為羊肉，故此得名羊羹之美稱。羊羹是中國古代的美味食品。隨著習慣的改變及文化的發展。日本人改變此用料，以小麥、豆粉製成塊，也叫羊羹。羊羹為中國民間傳統食品，最著名的品種有板栗羊羹。以銀杏仁、紅豆、砂糖為主料，配製而成銀杏羊羹，口感細膩，甜度適中，並有濃郁的豆沙、銀杏香氣別具特色。

　　【原料】銀杏，紅豆，砂糖。

　　【工藝流程】

　　紅豆→清洗浸選→煮制研磨→脫皮洗沙→離心甩乾→豆沙；

　　銀杏→去殼→預煮去內皮→銀杏仁；

　　配料→熬羹→澆羹→封口包裝→成品

　　【操作要點】

　　豆沙製備　將精選紅豆，用冷水浸泡24小時，再煮沸，磨製，脫皮洗沙，離心甩乾，即得純豆沙備用。

　　銀杏仁製備　銀杏去殼、預煮去內皮、取仁護色等工序均與白果罐頭相似。

配料　首先製備瓊脂和糖的混合液。將瓊脂用清水洗淨，浸泡 24 小時後，放入夾層鍋內，放適量水加熱，使瓊脂溶化，繼續加溫到 90℃，放入砂糖，糖化後放入糊精，趁熱過濾備用。

熬羹　將瓊脂、糖混合液，放入夾鍋內加溫至沸，投入豆沙、銀杏仁，邊熬邊攪拌，約熬半小時，當液面出現黏稠膜，固形物達 75%時，停止加熱。

澆羹　將預先準備好的鋁箔紙筒插入模中，再把熬好的羹注入紙筒內，自然晾乾凝固。

包裝　把凝固的羊羹從模中撥出，折疊封口，裝入包裝盒。

【質量標準】

感官指標

色澤　呈茶褐色或紫紅色，有光澤。

形態　呈塊狀，具有適度硬度和彈性，無空心、氣泡，每只內有 1～2 枚銀杏種仁無雜質。

風味　甜度適口，具有豆沙、銀杏之濃郁芳香味。

理化指標

淨重　35 克／只；42 克／只；50 克／只。

乾燥物　72～76%。

還原糖　3～5%。

總糖　50～55%。

衛生指標

重金屬 $Pb \leq 1$ mg／kg；$Cu \leq 5$ mg／kg；$As \leq 0.5$ mg／kg。

細菌總數 ≤ 10000 個／g。

大腸菌群 ≤ 30 個／100g。

銀杏藥用保健美容良方

致病菌　不得檢出。

【功效】銀杏、紅豆均為滋補保健食品，具有消腫解毒、補腎利尿、清胃潤腸等功效。適用於水腫病等。

三、銀杏糖果

(一)糖果的一般製作方法

糖果是以甜味劑為主體，加入香料、油脂、果仁以及藥食兩用中藥提取物等原料製成的甜味固體。由於加入的配料不同，而形成了品種繁多，風味各異，營養價值高低不同的各種果糖。其中介紹硬糖、軟糖、奶糖的製作方法，供銀杏果糖製作時參考。

1. 硬 糖

是屬熬煮類糖，經高溫熬煮而成。固體含量約在 97%以上，糖體堅而脆，屬於無定形非晶體結構，比重在 1.4～1.5 ，還原糖含量範圍為 10%～18%。硬糖的種類很多，有水果味型、奶油味型、清涼味型等。

（1）硬糖的原料

硬糖是由糖類和調味調色品兩類構成。其中糖類包括單糖、蔗糖（屬多糖）、寡糖和糊精等，其中蔗糖佔有主要成分；調味品因口味不同而異，水果味型的調味品有香料、香精和有機酸，能選擇天然香料更好。奶製糖、咖啡糖、茶葉糖、果仁糖等所用調味品一般為天然原料。調色品在果糖中提倡使用天然著色劑，在使用人工合成色素時

一定嚴格遵守食品衛生標準規定的限量。

（2）硬糖的配製

配料　在配料中要確定物料的乾固物和還原料之間的比例，二者保持一定的平衡關係。

化糖　化糖是用適量的熱水將砂糖晶體化開，以防止果糖反砂。在操作過程中須提高化糖溫度，以減少水量和縮短時間。

熬糖和冷卻　熬糖可分為常壓熬糖、連續真空熬糖。其中常壓熬糖應用較多。熬好的糖膏，要經過適當的冷卻，才能進入下一道工序。

調配和成型　在糖膏中加入色素、香精和有機酸，調和口味和顏色，在調配的過程中要不斷翻拌。當糖軟硬適度時，送入保溫器中進行成型。硬糖的成型工藝分為連續沖壓成型和連續澆模成型兩種。

包裝　為了使糖果具有漂亮的外觀和糖果不溶化、不反砂，包裝是不可缺少的一道工序。

2. 軟 糖

軟糖屬膠體糖，是一種含水量多、柔軟、有彈性的糖。含水量 7%～24%，還原糖 20%～40%。由於軟糖所用膠體種類不同，所以軟糖又分澱粉軟糖、瓊脂軟糖、明膠軟糖等。

（1）軟糖的原料

軟糖主要由糖類和膠體構成，其中膠體在軟糖中起著很大的作用。軟糖所用膠體主要有澱粉、瓊脂、明膠等。

（2）軟糖的配製（以瓊脂軟糖為例）

浸泡　將瓊脂浸泡於冷水中，瓊脂與水的比例為 1：20，加熱至 85～95℃，溶化後過濾。

熬糖　砂糖與澱粉糖漿之間保持一定的比例，也可以用飴糖代替澱粉糖漿，切塊成型的澱粉糖漿用量多，而澆模成型的砂糖用量高，砂糖加水溶化後，加入已溶化的瓊脂，加熱熬至 105～106℃時，加入澱粉糖漿，再熬至所要求的濃度為止。

調配　糖液停火後，加入色素和香料；當糖液溫度降至 76℃以下時放入枸櫞酸。在投酸前加入相當於酸量 1／5 的枸櫞酸鈉作為緩衝劑，以保護瓊脂不被酸分解。瓊脂糖的酸度控制在 pH 4.5～5.0 範圍較好。

成型　在切塊成型之前，要將糖液在冷卻臺上凝結，然後切塊成型。用澆模成型的，其凝結溫度應控制在 38℃左右。

乾燥　將成型後瓊脂軟糖送到烘乾房乾燥，房內溫度控制在 26～43℃，如果溫度過高、乾燥過快會使軟糖外層結成硬殼，表面皺縮；如果溫度過低，達不到脫水作用。當軟糖乾燥不粘手時即可。

包裝　為了防潮防霉，對軟糖必須包裝。

（3）奶糖

奶糖是一種結構比較疏鬆的糖果。富有韌性，口感柔軟細膩，具有奶香味。

① 奶糖的原料

奶糖分為膠質糖和砂型糖兩大類，二者的共同成分是以乳製品、蔗糖、澱粉糖漿為主，膠質奶糖還含有較多的膠體，砂型奶糖則膠體較少。

② 奶糖的配製

浸泡 將明膠用 20℃ 溫水浸泡，明膠與水的比為 1：2.5 倍，浸泡以 2 小時為宜。

熬糖 熬糖使物料充分溶化、混合、蒸發多餘水分，增加糖的香味。

熬糖的出鍋溫度一般在 130℃ 左右。當砂糖的含量高時或乳油煉乳中水分較多時，出鍋溫度應相對提高；而蛋白質含量高或澱粉糖漿較多時，出鍋溫度則有所下降。

攪拌 將熬好的糖漿與溶化的明膠放在一起，不斷攪拌，之後加入奶粉和油脂，繼續攪拌，使其充分混合均勻。

(二)銀杏糖果的配製

銀杏系列糖果的配製

【配方】

	1	2	3	4	5	6
銀杏葉提取物（mg）	10	10	10	10	10	10
麥芽糖（mg）	1450					
蛋白糖（mg）	2					
砂糖（mg）		570	570	570	570	570
飴糖（mg）		930	930	930	930	930
乾燥咖啡提取物（mg）		25				
葡萄柚汁（mg）			80			
乾燥烏龍茶提取物（mg）				50		
乾燥紅參提取物（mg）					100	
綠茶提取物（mg）						50

【製法】生產硬糖時，於蒸發鍋中加入砂糖，加少量

水使糖完全溶解，再加入規定量的飴糖，在常壓或真空熬糖機中熬至水分為 1%～2%，然後添加銀杏葉提取物、矯味劑，攪拌混勻後成型，冷卻固化。根據需要也可添加色素、香精、有機酸。

生產奶糖時，將銀杏葉提取物加入到砂糖、飴糖、煉乳、油脂、乳化劑、香精中。混合溶解後，熬至水分為 8%～10%，冷卻成型。

銀杏葉提取物可添加到任何糖果中，為矯正苦味，可加矯味劑，如葡萄柚汁、各種茶葉提取物、咖啡等，其中添加咖啡的效果最好。銀杏葉提取物的添加量視療效目的而異，一般可控制在 0.01%～10%，最好在 0.02%～5%。

【功效】本品略帶苦味，氣味良好，可改善血液循環，預防腦中風和老年性痴呆。

銀杏葉口香糖

取 20 份聚合度為 300 的酯酸乙烯酯樹脂，3 份鄰苯二甲酸丁酯（BPBG，增塑劑），3 份巴西棕櫚蠟和 20 份麥芽糖，在捏煉機中於 50～60℃混合 3 分鐘，再加入 5 份砂糖，1 份薄荷、1 份銀杏葉提取物，0.1 份紫色素 1 號，混煉均勻後在 50 ℃恆溫下，從擠出機中擠出片狀口香糖，再由捏壓機壓至所定厚度，切斷後即得口香糖。

本品為淡黃色，具有薄荷味，清涼爽口。

銀杏葉口香糖不但具有保健作用，而且可去除口臭。這可能與銀杏葉提取物中黃酮類成分，對硫醇等對臭物質有良好清除作用有關。

銀杏葉巧克力

將 35 份可可脂，20 份全脂奶粉，40 份砂糖，放入捏煉機混勻，捏煉成巧克力坯料，然後在捏煉機中將坯料研成 25 μm 粉末，再將粉末慢慢加入到溫度達到 60℃的巧克力精煉機中，並添加銀杏葉提取物 4.8 份，精煉 18 小時，加入香蘭素 0.1 份，充分勻質後將巧克力料調溫，模製成形，脫模包裝，即得塊狀巧克力成品。

銀杏葉提取物加入量，以不超過巧克力坯料 5%為宜。過多苦味太重，口感稍差，若添加量少於 0.01%，則保健效果不明顯。銀杏葉提取物中的黃酮類化合物既有抗油脂氧化作用，又能延長產品保存期，且有保健功能。

據報導，日本松本武和松本明子兩人共同研製的銀杏巧克力，常食，具有防治老年痴呆的效果。

四、銀杏蜜膏

(一)蜜膏的一般製作方法

蜜膏又叫煎膏，是指原料經過加水煎煮，去渣濃縮後，加入蜂蜜（或蔗糖）製成的稠厚的半流體狀的劑型。蜜膏的特點是濃度高，體積小，穩定性好，利於保存，攜帶方便，便於服用，作用和緩、持久。

蜜膏製作工藝一般分為煎煮、濃縮、收膏、分裝四個步驟。

煎煮　將原料按照要求切成片、段或研成粉，加水加

熱，進行煎煮 2～3 次，合併煎液、靜置、過濾待用。如果原料為新果品和蔬菜，可用榨汁機榨取汁液，其渣再加水煎煮，取汁去渣，2 次汁液合併備用。

　將準備好的汁液混合一起，加熱煎煮，不斷攪拌，待汁液濃縮到產品所規定的相對密度，即可停火；或者取汁液滴在過濾紙上，如果滴液四周無滲出的水跡，即達到了要求。稱這種濃縮液為「清膏」。

　收膏　在清膏中加入規定量的煉蜜（一般不超過清膏的 3 倍），用小火煎熬，不斷攪拌，撇去浮沫，當膏液稠度達到所規定的相對密度時即可停火。蜜膏的相對密度一般要求在 1.4 左右。

　由於蜂蜜中含有較多水分和死蜂、蠟質等雜物，故用前須進行煉製，以便去除雜質、破壞霉類活性、殺死微生物、減少水含量、增加粘合力。煉蜜的程度，除與由製膏原料的性質而定外，與原料粉末粗細、含水量多少、加工季節的氣溫也有關係，在其他條件相同的情況下，一般冬天用嫩蜜，夏天用老蜜。

　煉糖（或炒糖）又稱制轉化糖，取糖 50 kg，加水 25～30 kg，加熱煮沸約 30 分鐘，加入 0.1%酒石酸適量，攪拌均勻，用文火煮 2 小時即可。加酒石酸的目的促進蔗糖轉化成葡萄糖和果糖。此法較炒糖容易操作，安全，且不易焦化。

　分裝　將大口容器洗淨、乾燥、消毒，然後再把放涼的膏蜜裝瓶。

　蜜膏的質量要求：

（1）無焦臭味，無異味。

（2）稠度適宜，無糖的結晶。

（3）無雜質，加 40 倍水稀釋，放置 3 分鐘後，汁液中無雜質。

(二)銀杏蜜膏的配製

銀杏葉五味子蜜膏

【原料】五味子 250 g，銀杏 100 g，紅棗 250 g，蜂蜜 1000 ml，冰糖 50 g。

【製法】將銀杏葉與紅棗洗淨切碎，浸泡在水中 2 小時，然後將五味子、銀杏葉、紅棗連同浸泡液一起煎煮 1 小時，濾頭汁，再加水煎約 1 小時，濾 2 汁，兩汁混合，再用文火煎 30 分鐘，使藥汁進一步濃縮，再加蜂蜜、冰糖、熬煉半小時離火，冷卻後裝瓶蓋緊。每日 2 次，每次 2 匙，飯後開水沖服，3 個月為 1 個療程。

【功效】養五臟，助心血，通脈潤燥。用於治療冠心病、動脈硬化。

白果五味子紅棗膏

【原料】五味子 250 g，白果 250 g，大棗 250 g，蜂蜜 1000 ml，冰糖 50 g。

【製法】將以上前 3 味洗淨，銀杏去殼，搗碎、大棗撕開，共加水浸泡 2 小時，用中火煮沸，再改用文火煮約 1 小時，濾取藥汁後，加水再煎第 2 次，去渣取汁，合併 2 次藥汁，用文火煎 30 分鐘，使藥汁變濃，再加入蜂蜜和冰糖，不加蓋，熬 30 分鐘，去火，冷卻裝瓶即可。每日 2

次，每次 20 g，飲後用溫開水調服，3 個月為 1 個療程。

【功效】活血化瘀，通經止痛。用於治療冠心病，動脈硬化等。

五味子斂肺止汗，澀精止瀉，生津止渴，寧心安神。常用於止咳虛喘、津傷口渴、遺精滑泄、止瀉止痢及心悸失眠、夢多健忘等。

現代研究表明，五味子對神經系統各級中樞均有興奮和增強作用，能改善人的智力，提高工作效率。五味子有舒張血管的作用。對子宮平滑肌有興奮作用，使其節律性收縮加強。能提高正常人和眼病患者的視力及擴大視野，對提高聽力也有良好的作用；大棗作為養血的補品，輔助治療各種血虛及出血性病症。

近年來，國內外科學家發現其含有環磷酸腺苷，能增加心肌收縮力，擴張冠狀血管，並有一定抗過敏功效；蜂蜜能補中、潤燥、止痛、解毒，現代藥理研究，有保護血管、降低血壓和抗自由基的作用。與具有益氣養心、改善微循環以及抗血栓作用的白果配伍，既能補益五臟，養心安神，同時，又有活血化瘀，擴張冠狀血管，對冠心病有一定的治療作用。

白果對心血管的作用，古代《本草》就有論述，《藥性通考》曰為「入心經，通任、督之脈於唇口」；《本草再新》述，白果「入心、肺、腎三經」，並有「益氣養心」之功效。現代研究認為，與銀杏葉相比，白果對心血管的作用沒有銀杏葉顯著。

【注意事項】凡實邪太甚，內有鬱熱者，不宜多用。

白果梨膏

【原料】白果汁 120 g，淮藥汁 120 g，秋梨汁 120 g，霜柿餅 120 g，鮮藕汁 120 g，生核桃仁 120 g，甘蔗汁 100 g，蜂蜜 120 g。

【製法】先將所需汁的各藥取足汁水，再將柿餅搗爛如膏，生核桃搗爛如泥。將蜂蜜溶化稀釋，與柿餅膏、核桃泥、山藥汁一起攪勻，加熱，融合後，離火稍涼，趁溫（勿過熱），將其餘 4 汁加入，用力攪勻，用瓦罐收貯。每次服 2 匙，每日 3～4 次。

【功效】清肺熱，止咳止血。用於肺結核低熱、咳喘、咯血、音啞、口渴咽乾等症。

白果蜜汁膏

【原料】白果汁、藕汁、梨汁、蘿蔔汁各等分，蜂蜜適量。

【製法】將四汁放入鍋中，熬成膏，裝瓶備用。

【功效】潤肺止咳，平喘止血。適用於陰虛咳嗽、肺結核、慢性支氣管炎患者。

方中所用之藕汁能涼血清熱，生津止渴；梨汁潤肺清熱，止咳化痰；蘿蔔汁清熱化痰，消食降氣；白果汁斂肺氣，定喘嗽。本品再佐以蜂蜜可加強潤肺化痰、止咳之功效。

八仙膏

【原料】生薑汁、白果汁、梨汁、蘿蔔汁、竹瀝、蜂

蜜、甘蔗汁各等分。

【製法】將諸汁勻和，放入瓷盆內，上蒸籠蒸熟。每次2匙，每日3次。

【功效】生津養液，清熱化痰。治痰熱型老年慢性支氣管炎有效。

生薑內含揮發油0.25%～3%，主要成分為薑醇、薑烯、水芹烯、薑辣素、薑酮、龍腦、薑酚等，其中薑辣素（zingiro）等成分對於延髓的呼吸及血管運動中樞均有興奮作用，能增加血液循環，使血壓升高，促進發汗，並對呼吸道黏膜的物質代謝有明顯的促進作用，使氣管和支氣管的局部病灶得到改善；梨汁潤肺清熱，止咳化痰，用於痰熱或肺虛燥熱咳嗽、咯血等；霜柿餅功能清熱潤肺化痰，止血，適用於肺熱燥咳等；藕汁能涼血清熱，生津止渴；蘿蔔汁清熱化痰、消食降氣；甘蔗汁清熱生津，降氣利尿，適於虛熱咳嗽等；蜂蜜潤肺；白果常用於補肺、平喘止咳、化痰以及肺結核等；竹瀝功能清熱化痰，鎮驚利竅，現代臨床常用於痰熱咳嗽等。諸味相配應用，對痰熱咳嗽支氣管炎症狀有改善作用。

銀杏膏

【原料】白果肉120 g，陳細茶、核桃肉各120 g，蜂蜜250 g。

【製法】將白果肉去皮，搗爛，陳細茶略焙，搗為細末，核桃肉搗爛，加蜂蜜共熬成膏。每次1匙，每日3次。

【功效】用於老年咳嗽痰多，胸悶氣喘。

本品中陳茶具有收斂作用，並對平滑肌有鬆弛作用；

核桃肉功能溫肺定喘、補腎固精、潤腸，用於腎虛喘嗽等；白果補肺溫肺，定喘咳，與潤肺之蜂蜜製膏對肺虛咳喘效果更佳。

白果蜜膏

【原料】白果仁、蜂蜜各 200 g，香油 200 ml。

【製法】白果仁搗爛，與蜂蜜、香油共熬成膏。每日 2 次，每次 1 湯匙，連服 1～2 個月。

【功效】治肺結核。

香油潤燥行氣；蜂蜜有潤肺作用；與補肺益氣之白果合用，則有養陰清肺之功效。此方民間流傳，常食用，可增強肺氣，有利於結核症狀的改善。

柿餅白果膏

【原料】柿餅 500 g，白果仁、熟地、枇杷葉各 120 g，蜂蜜 500 ml。

【製法】將柿餅搗爛如膏，白果仁蒸熟，搗爛如泥，熟地黃打成細粉，枇杷葉切細，煎煮取汁，去渣。將蜂蜜溶化稀釋，與柿餅膏、白果泥、熟地粉、枇杷葉汁一起攪勻，加熱融合後，停火冷卻後裝瓶蓋緊。每次服 2 匙，每日 3 次。

【功效】澀腸健脾，清熱止血，溫腎縮尿。用於腎虛尿頻及老年夜尿多。對痔瘡出血等症有輔助治療作用。

柿潤肺生津、清熱止血，澀腸健脾，用於肺熱咳嗽、脾虛泄瀉、咯血便血、尿血、痔瘡、高血壓等。《嘉本草》載述：「柿餅厚腸胃、澀中、健脾胃氣、消縮血。」枇杷葉功能化痰止咳，疏肝理氣，適用於咳血、衄血等；

熟地黃養血滋陰、補腎益精、涼血止血，與具有收斂作用之白果合用，可收到澀腸健脾、清熱止血之功效。

【注意事項】

（1）柿餅，凡脾胃虛寒、泄瀉、風寒感冒以及空腹不宜食。

（2）不可與蟹同食，甲狀腺功能亢進患者忌食。

（3）柿子不能與海帶、紫菜、白薯和土豆同食。

白果核桃膏

【原料】白果仁 120 g，核桃仁 120 g，蜂蜜 250 g。

【製法】將白果仁和核桃仁搗爛，加蜂蜜拌勻，加熱融合製成蜜膏。每次 20 g，每日 2 次。

【功效】溫腎縮尿。用於腎虛尿頻、老年夜尿多。

本品中白果固腎，縮小便；核桃仁具有滋補肝腎、溫肺補腦的功能，常用於陽痿遺精、肺虛咳嗽等；與具有滋補作用蜂蜜配合應用，可補腎縮泉，治療腎虛引起小便頻數等。

咳喘膏

【原料】潞黨參、炙黃芪、熟地黃、焦白朮、淮山藥、雲茯苓各 120 g，益智仁、黑附塊、紫蘇子、苦杏仁、山萸肉、天冬、麥冬各 90 g，銀杏肉、核桃肉各 60 g，炙甘草、西砂仁、廣陳皮、青防風、淨麻黃各 45 g，五味子、川桂枝各 30 g，淡乾薑、北細辛各 24 g，上沉香 15 g，西洋參 50 g（另煎汁），蛤蚧 1 對（去頭足，研末），驢皮膠 300 g（陳酒烊化沖入收膏），冰糖 500 g。

【製法】將以上諸藥放入紫銅鍋內，加入適量水浸泡

1宿，濃煎 2～3 次，濾汁，去渣，濃縮成膏，將烊化驢皮膠倒入鍋內，最後加入參湯，蛤蚧末和冰糖收膏。膏在冬至前製成。

【功效】溫腎納氣，健脾化濕，益肺固衛，散寒滌飲。用於治療年老氣虛，慢性氣管炎伴有肺氣腫及哮喘病恢復期屬於氣虛陽虛型患者。

【注意事項】服膏在冬至後、立春前為宜。如遇傷風停服，服膏期間禁食蝦、蟹、海味、蘿蔔、紅茶、牛肉、羊肉及一切酸辣食物。

五、銀杏蜜丸

（一）蜜丸的一般製作方法

蜜丸係指原料細粉，以煉製過的蜂蜜為粘合劑製成的丸劑。

蜜丸製作的一般方法，是將原料經炮製粉碎成細粉，混勻，過 6 號篩。然後將已混勻的原料細粉，加入適量的煉蜜，充分混勻，使其成軟硬適宜，可塑性較大的丸塊。大量生產採用捏和機，小量生產可在盆內進行，之後以機器製丸。

（二）銀杏蜜丸的配製

三白烏豆丸

【原料】白果仁 120 g，白茯苓、桑白皮各 60 g，烏豆 500 g，炒蜜 240 g。

【製法】上諸藥，共煮熟，曬乾研為末，用半碗乳汁攪濕，蒸 9 次，曬 9 次，製成綠豆大小藥丸。每次服用 30～50 丸。

【功效】潤肺化痰，補腎滋陰，健脾養肝。用於咳嗽失聲。

白果地黃丸

【原料】生白果仁 30 g，黑芝麻 30 g，花椒（焙）9 g，乾桑葉、熟地（製）、生何首烏（赤者）各 90 g，桔梗 9 g，萬年青 1000 g（生乾併用）。

【製法】以上各味分開研為細末，勿經鐵器。研末放在一起混勻，煉蜜調和，製成如梧桐子大小蜜丸。每次服 30 g。

【功效】滋補肝腎，養精烏髮。用於鬢髮早白。

白果防風丸

【配方】防風、桂枝、通草、茯苓、西洋參、遠志、炙甘草、麥冬、白果各 150 g。

【製法】將上藥研為細末，製成黃豆大小蜜丸，陰乾後裝入瓶中備用。

【用法】飯前用酒送服 30 丸。

【功效】治脈虛極而咳，咳則心痛，喉中如鯁，甚則咽腫。

參白蛤蜜丸

【配方】人參 50 g，蛤蚧 1 對，胡桃肉 60 g，蘇子

（炒）30 g，白果仁（炒微黃）50 g，甜杏仁 50 g，川貝母 50 g，法半夏 50 g，麻黃 50 g。

【製法】用紫河車 1 具，洗淨蒸熟（隔水蒸半小時即可），曬乾或文火焙乾，與諸藥共研為細末，煉蜜為丸，裝瓷瓶備用。每日 6～8 g，早、晚各 1 次，連服 1 年以上。

【功效】補肺降氣、補腎納氣，平喘除痰。用於哮喘緩解期。

白果二葉蜜丸

【原料】枇杷葉、白果、茶葉、芭蕉根各適量。

【製法】上藥研為細末，煉蜜為丸，如黍米大。每服 7 g。

【功效】除濕和腎健脾。用於赤鼻。

六、銀 杏 散

(一)散劑的一般製法

散劑是指一種或數種原料經粉碎、混合而製成的粉末狀劑型。散劑的表面積較大，易分散，奏效快。散劑的水分一般不得超過 9.0%。

散劑製作經過粉碎、過篩、分劑量、質量檢查及包裝等程序。粉碎可分乾法粉碎、濕法粉碎、單一粉碎和混合粉碎等。

（1）乾法粉碎

多數固體原料採用這種粉碎方法，此法是將原料直接粉碎或先將原料乾燥（水分低於 5%），再進行粉碎。按照

生產的不同要求粉碎粒度分為 4 種。即粗粉碎，原料粒度範圍為 40～1500 mm，成品粒度為 5～50 mm；中粗度粉碎，原料粒度範圍為 5～50 mm，成品粒度為 0.1～5 mm；細粉碎，原料粒度範圍為 2～5 mm，成品粒度為 0.1 mm 左右；超微粉碎，原料粒度為 0.5～5 mm，成品粒度為 0.01 μm。

（2）濕法粉碎

是在原料內加入一定量的水或與其他液體一起研磨粉碎的方法。

（3）單一粉碎

是指單一原料進行粉碎。

（4）混合粉碎

是指將幾種性質及硬度相近的原料一起進行粉碎。

（二）白果散劑的配製

白果山藥散

【原料】白果仁、淮山藥各等分。

【製法】2 味焙燥，共研細末，和勻。每次 10 g，每日 3 次，用開水送服。

【功效】補脾益腎，澀精縮尿，止帶止濁。用於慢性淋濁等。

參蓮白果散

【原料】沙參 10 g，蓮子 15 g，白果 10 g。

【製法】沙參製為粗末，白果與蓮子炒熟，搗碎，一起放入保溫杯內，沖沸水，蓋好蓋，悶 30 分鐘。

【功效】清熱潤肺，補脾清心。適用於脾胃血熱痤瘡。

二仁散

【原料】甜杏仁、白果仁各 6 g。

【製法】焙黃研末，每日 1 劑，分 2～3 次服。

【功效】潤肺、止咳、化痰。用於治百日咳。

【注意事項】

（1）杏仁與豬肉相克，同食會引起腹痛。杏仁與栗子不能同食，同食會胃痛。

（2）杏仁不能與菱角與豬肺同食，同食不利於蛋白質吸收。

二果散

【原料】白果 100 g，紅果 100 g。

【製法】將白果炒熟，去殼及心，紅果焙乾，共研細末，混合攪勻。每日 2 次，每次 15 g，用白開水送服。

【功效】健脾補虛、止帶。適用於白帶清稀、腰酸、腿軟者。紅果具有健脾收斂作用，白果與其配伍更能強補虛止帶作用。

【注意事項】

（1）實熱便秘，胃酸過多及消化性潰瘍患者山楂應慎用。

（2）《得配本草》：「服人參者」忌食山楂。

白果藕節散

【原料】白果 10 g，藕節 15 g。

【製法】將白果去殼炒黃，與藕節研為末。分服，1日內服完。

【功效】止血散瘀，用於大便下血。

藕節功能止血散瘀，適用於一切出血之症。《日用本草》曰「一切血症均宜食之」，與具有健脾收斂作用的白果配伍，更能加強止血的效果。

阿膠白果散

【原料】阿膠 45 g（用海蛤殼粉炒成珠），杏仁 6 g，白果 9 g，糯米 30 g。

【製法】將白果去殼，炒熟焙乾，杏仁與糯米分別炒黃，共研為細末，與阿膠和勻即成。日服 2 次，每次 9 g。

【功效】養陰潤肺，鎮喘止血。適用於咽喉乾燥，咳嗽氣喘，咳痰不暢，痰中帶血患者。

阿膠滋陰潤肺，補血止血，能入血分而具補血止血之功效，又能滋陰除煩，潤肺止咳。《湯液本草》：「阿膠益脾氣。肺虛極損，咳嗽唾膿血，非阿膠不補。」杏仁能降氣止咳平喘，用於咳嗽氣喘，胸滿痰多，血虛津枯等；糯米功能補中益氣，健脾暖胃，養肺止汗；白果益肺，止咳，化痰。《醫學入門》謂「清肺胃濁氣，化痰定喘，止咳」，故四味配伍，能奏滋陰潤肺、止咳化痰、平喘、止血補血之功效。

白果生薑散

【原料】白果仁 60 g，有噁心嘔吐者加生薑 12 g。

【製法】將白果焙乾，研成細末，分成 8 份，每份 9 g。每日早晚飯後服 1 份。

【功效】化痰定眩。用於梅尼埃綜合徵（內耳性眩暈）。

白果散

【原料】白果 3～7 枚。

【製法】將白果用鹽炒黃，去殼及芯研為末。每晚睡前，用開水沖服。

【功效】縮小便。用於小兒遺尿。

白果炭散

【原料】白果 30 g。

【製法】將白果連殼燒炭存性，研末。每次 3 g，用酒吞服。發作後連續服用。

【功效】用於癲癇有效。

據《貴州中草藥驗方選》介紹，用此方治 5 例，長期不復發。

白果首烏散

【原料】何首烏 150 g，熟地 150 g，黑芝麻 50 g（炒），桑葉 100 g，白果 30 枚，萬年青 2 片，桔梗 15 g。

【製法】將以上諸味，用非鐵容器研成細末。

【功效】滋補肝腎，養精黑髮。用於少年白髮。

白果洋參散

【原料】西洋參、肉桂、鐘乳石、白果、麥冬、五味子、熟地黃、白茯苓各 30 g，乾薑 15 g，黃芪 0.9 g，鹿角

膠 60 g，炙甘草 0.9 g。

【製法】將以上諸藥搗成細末，過篩，裝入瓶中備用。每次配 6 g，調入薑棗粥中服用。

【功效】用於治療虛勞咳嗽，氣喘乏力，飲食減少，坐臥不安。

白白貝散

【原料】白果、白及、川貝各 50 g。

【製法】3 味研末，分 40 份，每日早晨空腹，用沸水雞蛋及藥粉 1 份服。

【功效】適用於急性支氣管炎遷延數月未癒，或慢性支氣管炎之久咳虛無明顯熱象者，效果顯著。

白果車前散

【原料】白果 30 g，車前子 45 g。

【製法】2 味，共研為末，每次沖服 3 g。

【功效】固腎縮泉。適用於幼兒遺尿。

銀杏葉散

【原料】銀杏葉

【工藝流程】原料→清洗→處理→乾燥→磨碎成粉→離心甩乾→乾燥粉碎→成品包裝

【操作要領】原料、處理、乾燥等工序都和銀杏葉飲料茶的操作要領相似。

磨碎　將風乾的葉碎片在粉碎機上粉碎，再用鋼磨水磨葉碎片，成為漿汁，將葉漿引入池中，靜置沉澱。

離心甩乾 取出沉澱在池底的葉粉泥，放在離心甩乾機上脫水。

乾燥粉碎 將已脫水的葉粉放入烘箱中，用 85℃ 的溫度迅速烘乾，粉碎成細粉。

成品包裝 乾燥的葉粉用塑料包裝，熱封袋口，再裝入紙袋中。

成品墨綠色至褐綠色，有銀杏的清香氣味。

銀杏葉粉可沖服，亦可作為咖啡、口香糖和巧克力糖的添加劑，食時銀杏的清香味和苦味，別具滋味，雖然有的人不習慣這種苦味，但是由於含有豐富的黃酮類化合物，保健作用特高。

本品作為添加劑還可加入各種果蔬飲料及點心飲品中，同樣具有銀杏葉的保健功能。

七、銀杏膠囊

(一)膠囊的一般製作方法

膠囊分硬膠囊和軟膠囊兩類。硬膠囊是指把一定量原料提取物或原料粉末直接充填於空心膠囊中，或將幾種原料粉末混合均勻分裝於空心膠囊中而製成的保健食品。

硬膠囊外觀光潔、無異味、方便服用、顯效快、吸收好，有穩定性好以及便於保存等優點。下面將硬膠囊的製作工藝介紹如下。

（1）空膠囊是以明膠為主要原料，添加適當輔料，製作經過溶膠、蘸膠製坯、乾燥、拔殼、截割及整理等工序

製成。空膠囊分優等品、一等品、合格品 3 個等級，並對膠囊的外觀及理化性狀，以及菌檢標準都有相應的規定。

（2）囊內填充物　硬膠囊填充的物品，除特殊規定外，一般均要求是混合均勻的細粉或顆粒。填充方法一般小量製備時，可用手工填充法。大量生產時，用自動填充機。如填充物是浸膏粉，應該保持乾燥，添加適當的輔料，混合均勻後再填充。

（3）膠囊封口、拋光有平口和鎖口兩種。生產中一般用平口膠囊。封口是一道重要工序。

（4）包裝滅菌　膠囊包裝後經 7kGy ^{60}Co 照射。

（5）檢驗合格後入庫。

（6）膠囊的質量要求。

① 膠囊應整潔，不得有粘結、變形或破裂現象，並無異味臭味。

② 膠囊內容物應乾燥、疏鬆、混合均勻。

③ 含水量一般不得超過 0.9%。膠囊內的分量差異，崩解時都必須符合產品有關規定。

④ 膠囊符合衛生標準，不得檢出大腸桿菌和其他致病菌。

(二)銀杏膠囊的配製

銀杏葉刺五加複合膠囊

【原料】銀杏葉提取物 200 mg，紅參提取物 125 mg，刺五加根提取物 125 mg，維生素 C50 mg。

【製法】銀杏葉浸膏烘乾粉粹，過 80 目分篩，備用。

紅參浸膏烘乾粉粹，過 80 目分篩，備用。

刺五加根浸膏烘乾粉粹，過 80 目分篩，備用。

將以上三味細粉混合均勻後，再與維生素 C 混合均勻。

將混合細粉裝入膠囊，拋光。

裝後 $7kGy^{60}Co$ 照射。

檢查合格後入庫。

【功效】擴張血管，增加心腦血管流量，加強心肌收縮能力。對心腦血管疾病有預防治療作用。

刺五加與人參同屬刺五加科植物，具有益氣健脾，補腎安神的功能。藥理試驗證明，有抗疲勞、抗炎作用，可擴張血管，改善腦血流供應，降低血壓等。由於本品中各味的協同作用，對預防和治療心腦血管疾病的效果更佳。

銀杏葉紅參複合膠囊

【原料】銀杏葉提取物 200 mg，紅參提取物 200 mg，維生素 C 100 mg。

【製法】銀杏葉浸膏烘乾粉碎，過 80 目篩，備用。

紅參浸膏烘乾粉碎，過 80 目篩，備用。

將銀杏葉浸膏粉與紅參浸膏粉混合均勻後，再與維生素 C 混合均勻。將混合細粉裝入膠囊，拋光，裝後經 $7kGy^{60}Co$ 照射，檢查合格後入庫。

【功效】改善血液循環，增強心肌收縮能力。對心臟血管系統機能不全患者有良好的治療作用。

本品中銀杏葉提取物是治療心腦血管疾病的特效藥；紅參提取物經藥理試驗證明，具有抗缺氧、抗低溫、抗疲勞、抗炎，增加免疫功能，增強心肌收縮能力，臨床應用

發現，對心腦血管系統機能不全患者，有良好的治療作用，並有改善和增強記憶力作用等；維生素 C 能抗自由基，對心臟有保護作用，還有增加血管彈性的作用。因此，銀杏葉紅參復方膠囊對抗自由基及預防心腦血管疾病和增強免疫功能等具有協同作用，應用效果較好。

銀大複合膠囊

【原料】銀杏葉提取物大豆磷脂醯膽鹼複合物 50 mg，硅粉 30 mg，不溶性交聯聚乙烯比咯烷酮 7 mg，硬脂酸鎂 3 mg，玉米澱粉 20 mg，羥甲氧基纖維鈉 10 mg，聚乙烯比咯烷酮 7 mg。

【製法】取以 6：1 混合的二氯甲烷－甲醇混合液 200 ml，加入銀杏葉提取物（含黃酮苷約 25%）10 g 和大豆磷脂醯膽鹼 15 g，溶解後在真空下餾出溶劑至少量殘留為止，過濾混濁物，殘渣用 200 ml 以上二氯甲烷稀釋。再餾少量溶劑，用 300 ml 正已烷稀釋混合物，則複合物的淡茶色固體沉澱出，濾出沉澱，在真空下 40℃ 乾燥複合物，得 22 g 能完全溶解在非極性溶劑中的複合物。複合物原料中所用大豆磷脂醯膽鹼，其脂肪酸中平均含 63% 亞油酸、16% 棕櫚酸、3.5% 硬脂酸和 11% 油酸。

【功效】銀杏葉提取物－大豆磷脂醯膽鹼複合物易被人體吸收，降低膽固醇、改善微循環等效果明顯高於單味膠囊。

銀杏葉膠囊

銀杏葉膠囊粒含銀杏葉浸膏 60 mg，其中黃酮苷含量

14.4 mg。

本品名為飲食補充劑，由美國生產，與中國功能食品相似。但有效成分含量比中國生產的藥用銀杏膠囊還高。用於增強記憶，治療老年性痴呆症。

臺灣陽明大學生物藥物研究所所長吳榮燦研究發現，銀杏葉萃取液可以分解老年痴呆病人腦中澱粉樣蛋白沉積，保護腦神經免受損傷。因此，它可以活化染色體末端的端粒霉，促進腦細胞增生，抑制腦細胞死亡。

銀杏腦輕鬆膠囊

【原料】紅景天、五味子、銀杏葉，魚油。

【製法】採用生物工程技術，從天然植物紅景天、銀杏葉及深海魚類等提取多種有效成分，濃縮精製成膠囊，每100 g 含總黃酮≧120～200 mg。

【功效】改善血液循環，增記憶功能。用於易疲勞者，記憶力不良的青少年及記憶減退的中老年人。本品中紅景天具有活血化瘀的功效。

藥理試驗表明，有中樞振奮和抗疲勞作用；五味子對神經系統各級中樞都有興奮作用，增強大腦皮層的調節能力，並有血管舒張作用；銀杏葉可以改善微循環，增加腦血流量，改善記憶功能；魚油是深海冷水魚類脂肪的提取物，屬於魚脂類。主要成分是一種稱之為 EPS 和 DHS 的多元不飽和脂肪酸，可以降低人體血液中的低密度脂蛋白及膽固醇，減少血液的黏稠度。故本膠囊是一種很好的預防腦血管疾病、改善大腦記憶功能的保健食品。

八、銀杏葉片劑

(一)片劑的一般製法

片劑是指原料細粉或材料提取物加賦形劑壓制而成的片狀劑型。片劑的溶解度和生物利用度較好，劑量準確，質量穩定。

1.片劑分類

按照製作方法不同分為普通壓製片、包衣片、咀嚼片、口含片等。目前保健食品多用壓製片，按照原料特性不同分為提純片、全粉末片、浸膏片等。

2.片劑的製作

片劑製法分顆粒壓片和直接壓片兩類，以顆粒壓片應用較多，顆粒壓片法又分為濕顆粒法和乾顆粒法兩種。前者適用於原料不能直接壓片，或遇濕、遇熱，不起反應的片劑製作。

（1）濕顆粒法

① 原料處理　按配方的要求選用合格的材料，並進行清淨、滅菌、炮製和乾燥處理。

② 製粒　增加其流動性和可壓性，減少細粉吸附和容存的空氣以減少片劑鬆裂，避免粉末分層。原料不同製粒方法也不同，主要分為全粉製粒法、細粉與稠浸膏混合製粒法、全浸膏製粒法等。其中全浸膏製粒法比較常用。全浸膏製粒法，有兩種方法，即：

第一種，是將乾浸膏直接粉碎，由規定的篩子，製成

顆粒。

　　第二種，是用浸膏粉製粒。乾浸膏先粉碎製成細粉，加潤濕劑，製軟材，製顆粒。近年來，採用噴霧乾燥法製得顆粒，或將浸膏細粉進行噴霧轉動製粒。

　　片劑顆粒所用的粘合劑或潤濕劑的用量，以能製成軟材的最少用量為原則。

　　③壓片　用壓片機壓片。在壓片前要先計算出片的重量。

　　（2）乾顆粒法

　　是指不用潤濕劑或液態粘合劑而製成顆粒進行壓片的方法。乾法製粒的最大優點在於原料不需要經過濕潤和加熱的過程，可以縮短工時，並可減少生產設備，尤其對受濕、熱易變質的原料來說，可以提高其產品質量。

　　3.片劑的質量要求

　　（1）外觀完整光潔、色澤均勻；雜色、麻面少、無異味；每片重量與平均片重（以 20 片為單位）相比，重量差異不大。各類片劑在體內崩解時限有一定要求，原材料粉片 30 分鐘，浸膏（半浸膏）片、糖衣片為 60 分鐘。

　　（2）抽取 10～20 片樣品合併研細，選擇配方中的有效成分依法測定每片的平均含量，是否符合規定。

　　（3）無致病菌、蟎蟲卵，細菌總數在規定範圍之內。

（二）銀杏片劑的配製

銀杏小球藻片

【原料】小球藻粉 50%、銀杏葉提取物 8%、乳酸鈣

7.5%、玉米澱粉 28.5%、薄荷 4%、脫膜劑 2%。

【製法】將配方的原料按乾法製成片劑。片劑呈鮮綠色，表面有光澤。無苦味和異味。因不用糖矯味，而更適於老年人。日本高橋清發現小球藻能有效抑制銀杏葉提取物的苦味和異味，不必添加矯味劑。加入賦形劑製造小球藻食品，片劑較合適，也可製成顆粒劑、丸劑、糖果等。銀杏葉提取物添加量據療效和效果而定，一般為 0.1%～15%，最好在 1%～10%。在小球藻製品中，還可加其他添加劑，如賦形劑、粘合劑、潤滑劑、脫模劑、著色劑、營養活化劑等。玉米粉可起到賦形劑、粘合劑和崩解劑的作用。

【功效】本片劑中銀杏葉提取物含有多種有效成分，具有改善微循環，擴張血管，抗自由基，提高免疫能力的多種功能；小球藻營養豐富，含有脂肪、蛋白蛋、碳水化合物、礦物質和多種維生素，為高蛋白質保健食品，對提高免疫功能和延緩細胞衰老都非常有意義。故本片劑是值得推廣的功能食品。

銀杏鉤藤片

【原料】銀杏葉、何首烏、鉤藤各 6 g，或銀杏葉配伍杜仲、何首烏。

【製法】將上藥，製成片劑。

【功效】活血化瘀，止痛。用於心絞痛，對高血壓及降低血脂均有一定效果。每次 2 片，每日服 3 次。

據報導，用本方治病心絞痛患者 129 例，服藥 4 週後有效率為 60.4%。

白果瓜蔞片

【原料】瓜蔞 30 g，白果 30 g，木賊草 30 g，黨參 15 g，雞內金 15 g，薤白 10 g，炙大黃 10 g，金錢草 12 g，胎盤粉 3 g。

【製法】共研細末，製成片劑，每片 0.5 g。

【功效】扶正化石，潤肺止咳。對早期矽肺有輔助治療作用。

銀川紅片

【原料】銀杏葉、川芎、紅花各 15 g。

【製法】將上藥，製成片劑。

【功效】活血化瘀，止痛。用於心絞痛。

九、銀杏花粉與銀杏蜜

1.銀杏花粉

銀杏雄樹開花期間，蜜蜂採集的花粉，可以由蜂箱進出口處安裝花粉刷辦法，予以收集。

銀杏花粉營養十分豐富。花粉中蛋白質總量為 27.24%，8 種必需氨基酸含量為總含量 9.4%；脂肪酸是以不飽和脂肪為主，油酸、亞油酸、亞麻酸的含量佔脂肪酸總量的 55%，尤其是亞麻酸的含量最高，達 42.6%，以及微量元素中硒、鍺的含量均比油菜、紫雲英等花粉含量高，而維生素 E 的含量也比其他花粉高。

銀杏花粉是營養豐富的新資源保健食品，具有提高免

疫功能作用。中國花粉專家王萍莉在《中國實用花粉》一書中指出，通常每天服用 5 g 花粉，「連續服用，對促進健康，治療疾病有益」，「花粉是一種常效藥，服用有病治病，無病健身」。

2.銀杏蜜

（1）銀杏露蜜

銀杏的雄花是良好的蜜源，現已開始利用。而銀杏雌株在胚珠受粉前分泌的液體，可能是一種新的蜜源。據觀察，這種分泌液可連續分泌 5～7 天，每個胚珠 1 天可分泌 0.77 μg。由於蜜液濃度不高，含糖量一般只有 5.0%，又不是蜜腺分泌的，所以，它不是一般所說的「蜂蜜」，而是含水量較高的「露蜜」。

由於銀杏沒有艷麗的花被或撲鼻的香氣來引誘蜜蜂，加上它的含糖量不及一般花蜜的一半，所以，自然條件下，蜜蜂很少採集。

在對銀杏分泌液進行深入研究的基礎上，徐州福達蜂製品有限公司的技術人員，從 1991 年起採用餵飼蜜蜂「銀杏露蜜」的方法，誘導蜜蜂採集。每個加有繼箱的蜜蜂生產群體，在銀杏「開花」期間的 7～10 天內，一般可採集「銀杏露蜜」4.0～5.0k g，最多可採 15.0 kg，生產能力約為採集常規蜜源植物的 1 / 3。

由採集「銀杏露蜜」釀製成的蜂蜜，濃度可達 35～37 度，最少 34 度，明顯低於一般蜂蜜（41～42 度）。「銀杏露蜜」濃度低易於發酵，搖出後必須及時冷藏。

蜂蜜的一般功能為潤肺、補中、解毒、滑腸通便、保護血管、降低血壓、滋養五臟。由於蜂種、蜜源、環境不

同，其化學成分差異甚大。雖然「銀杏露蜜」化學成分尚未見分析報導，但從蜜源的特殊性分析，也可能有其獨特應用價值。

（2）銀杏配製蜜

選擇適合加工的原料蜜，經預熱解晶，過濾後，進行配料，加入銀杏葉提取物並攪拌使其溶解，然後升溫至 60℃（溫度不能超過 60℃，否則會破壞霉的活性）保持 30 分鐘，用自濾網進行精濾，最後經真空、冷卻、灌裝，即為成品。本品中銀杏葉提取物含量應在 0.5%以上。

蜂蜜是藥食兩用中藥材；銀杏葉既是藥品，又是保健食品。蜂蜜除潤肺、補中、解毒、滑腸通便、滋養五臟外，現代研究證明，蜂蜜有保護血管、降低血壓的作用。經藥理試驗用 5%椴樹蜜可顯著增加抗體分泌細胞數，增加體液免疫。又據同濟醫科大學劉烈剛經小鼠細胞免疫試驗證明有增加機體細胞免疫功能的作用。美國科學家最近對蜂蜜成分研究，發現蜂蜜中所含的一種名為酚酸樹脂（phenolics）的化合物，具有抗自由基作用。銀杏葉提取物的配製蜜，不僅能擴大應用範圍，而且可以增加應用效果。

【注意事項】

（1）蜂蜜不能與豆腐花同食，同食會引起耳聾；蜂蜜與蔥同食會傷眼睛，可用綠豆治療。

（2）蜂蜜與韭菜同食，可引起腹瀉。

（3）沖蜂蜜的水，以 55℃最為適宜，超過 60℃則會破壞酶的活性。

第八章
銀杏保健（功能）飲料

目前市場上的銀杏飲料主要有兩類：一類是固體飲料；一類是液體飲料。從原料來看也有兩種：以白果為主要原料製成的保健飲料和以銀杏葉為主要原料製成的保健飲料。

保健飲料和一般飲料是不同的。所謂保健飲料是指含有某些營養成分和功能成分，具有特定的保健功能，適宜於特定人群，對機體有調節作用，而不以治療疾病為目的飲料。

一、銀杏液體飲料

銀杏汁液是指直接從銀杏、銀杏葉、乾鮮果或其他藥食兩用藥材用榨、磨、浸提或煎煮等方法，取其汁液。以白果為基料配製的汁，稱為果汁飲料；以銀杏葉液為基料配製的汁液，稱為銀杏葉液飲料。

(一)銀杏果汁飲

銀杏漿汁的製備：銀杏漿汁是銀杏系列飲料的主要原料。

【原料】白果。

【工藝流程】

原料→去雜→熟化→脫殼→浸泡→磨漿→分離→殘渣→
酶處理→分離→漿汁

$$\downarrow$$

漿汁

【操作要點】

去雜 剔除霉爛品、雜物。

熟化 將選好的銀杏於烘箱中烘烤，使銀杏熟化、有毒
成分氰苷分解，並烘除部分水分，使內種皮與種仁分離。

脫殼 軋殼破碎，除去不可食部分，部分種仁帶有內
種皮可用蒸氣噴射，去掉內種皮。

浸泡 將剝好的種仁在溫水中浸泡，使其充分吸水，
軟化銀杏的組織結構，利於下一步磨漿。

磨漿 先用砂輪磨將泡過的杏仁粗磨，再用膠體磨細
磨。磨碎的程度與營養成分的浸出、漿渣分離效果有關，
磨漿後顆粒變小，與水的接觸面積增大，銀杏中水溶性營
養成分浸出率增高，但磨得過細則成膠體，給漿渣分離帶
來困難。

分離 將磨好的銀杏漿，用離心機進行漿渣分離。

酶解 分離所得殘渣加 5 倍量水，加活化過的木瓜蛋
白酶，55℃酶解 8 小時，升溫至 80℃，加入 α - 澱粉酶，
保溫 1.5 小時，升溫到 100℃，保溫 5 分鐘殺酶，離心機分
離得酶解液，與上一步分離所得漿汁合併即得。

銀杏汁飲

【原料】銀杏漿汁，蔗糖，蜂蜜，天然植物膠。

【工藝流程】

銀杏漿汁、蔗糖、蜂蜜、植物膠→調配→均質→脫氣→罐裝→封口→殺菌→成品

【操作要點】將蔗糖和植物膠預先混勻，加水攪拌使其充分溶解成糖漿。銀杏漿汁糖漿、蜂蜜混合攪拌，使銀杏含量 4%，糖含量 6%，植物膠 0.2%～0.4%，經由均質機，在壓力大於 70 kg / cm² 均質後，進入真空處理，然後罐裝封口，送入高壓殺菌鍋，120℃殺菌 10 分鐘，分段降溫得成品。

【質量標準】

感官指標

色澤：淡黃白色或青白色。

組織形態：久置允許有少量仁肉沉澱，要求懸浮均勻一致。

風味：具有典型銀杏香氣，甜度適中。

雜質：不允許存在。

理化指標和衛生指標

淨容量（ml）：245 ± 3%

比重：1.04

可溶性固形物：≧8%

衛生指標符合 GB2759·1—2003 標準

【功效】營養豐富。具有一定的抗疲勞、抗衰老功能。

趙伯濤等對銀杏汁飲營養成分進行的分析，可以看出目前用白果作為飲料的營養價值較為理想。他們分析了銀杏汁飲中含有 17 種氨基酸，總氨基酸含量為 0.84 g / ml。其中有 8 種氨基酸為必需氨基酸。即：蘇氨酸、纈氨酸、

蛋氨酸、亮氨酸、賴氨酸、酪氨酸、苯丙氨酸、色氨酸。

在判斷蛋白質營養價值時，不能只看氨基酸的種類是否齊全，含量是否豐富，還要看必需氨基酸的數量比例是否合適。

趙伯濤等研究了銀杏汁飲中氨基酸的數量比例，並與世界衛生組織建議的標準進行了對照（表8-1）。

從表8-1中可以看出銀杏汁飲中必需氨基酸構成比例接近世界衛生組織建議的標準。同時還研究了銀杏飲料中蛋白質和氨基酸構成比例的評分比較（見表8-2）。

從表8-19中可以看出銀杏的評分標準高於大部分植物食品，因此銀杏中的蛋白質為優質蛋白質，營養價值較高。特別是含硫氨酸和色氨酸構成的比例高於世界衛生組織推荐的標準，因此，經常飲用銀杏汁飲對普通食品中限制性氨基酸的缺乏將起到補充作用。

銀杏汁飲中還有豐富的維生素。其中 β – 胡蘿蔔素含

表 8-1　世界衛生組織建議標準與銀杏汁飲比較

氨基酸	在每克蛋白質中毫克數	
	世界衛生組織建議標準	銀杏飲料
異亮氨酸	40	38
亮氨酸	70	58
賴氨酸	55	43
蛋氨酸+胱氨酸	35	42
蘇氨酸	40	47
色氨酸	10	16
纈氨酸	50	59
苯丙氨酸+酪氨酸	60	94

表 8-2　銀杏飲汁和幾種食品蛋白質氨基酸構成比例評分表

食　品	評　分	食　品	評　分
銀杏	78	花生	65
人奶	100	棉籽	81
雞蛋	100	玉米	49
大豆	74	小米	63
芝麻	50	稻米	67
牛奶	95	全參	53

量為 127 mg / L。β－胡蘿蔔素在人體內可轉化為維生素 A。維生素 A 與人的正常視覺有密切的關係。近年來已經發現 β－胡蘿蔔素對癌細胞的形成和分裂有抑制作用，也可延緩機體的衰老過程。維生素 E 含量為 1.48 mg / L，維生素 B_1 為 0.049 mg / L。維生素 B_1、維生素 B_2 是人體必需的重要維生素。而銀杏葉飲料中這三種維生素含量都比一般果蔬汁飲料含量高。

銀杏汁飲中含有大量人體所需的礦物質，鉀、鈣、鈉、磷等 11 種微量元素。因此，銀杏汁飲可補充人體所需的微量元素。

有人還用小白鼠做試驗，以市售的椰子汁和蒸餾水進行對比，發現飲用銀杏汁組的小白鼠平均增重 9.6%，而飲用椰子汁和蒸餾水的小白鼠僅增重 8.6%；同時飲用銀杏汁飲的小白鼠耐缺氧和耐力都有所提高。因此，銀杏汁飲是一種營養全面且具有多種生理功能的新型飲料。

銀杏銀耳飲

【原料】銀杏漿汁，銀耳和冰糖。

【工藝流程】

銀杏漿汁＋冰糖＋穩定劑

↓

銀耳→水發→預煮→破碎→混合→脫氣→罐裝→殺菌→
成品

【操作要點】

將精選銀耳洗淨，於溫水中浸泡至膨脹軟化，然後加水煮沸 10 分鐘，破碎成 4 mm 小塊。冰糖、穩定劑預先溶化，再加入銀杏漿汁、銀耳碎塊。銀杏、銀耳各佔 2%，糖6%，穩定劑 0.1%～0.3%，攪拌均勻，泵入真空脫氣機脫氣，進行罐裝密封後，放入高壓殺菌鍋，121℃溫度下殺菌10 分鐘。冷卻，即得成品。

【產品質量】

色澤及形態：半透明的具有銀耳懸浮顆粒的流體。

風味：具有銀杏和銀耳的氣味，甜度適中，潤滑可口。

雜質：不允許存在。

理化指標和衛生指標

淨容量（ml）：245 ± 3%

總固形物：≧ 8%

pH：6～7

衛生指標符合 GB2759‧1—2003 標準

【功效】銀杏銀耳飲含有氨基酸、銀耳多糖及維生素、礦物質等多種營養成分。具有強精補腎，潤肺止咳，益氣生津等功效。長期飲用對預防和治療高血壓、高血脂有一定作用。

銀耳潤肺生津、滋陰養胃、益氣和血、補腦強心、增

強巨噬細胞吞噬能力、促進抗體形成、促進體液免疫、抗腫瘤、抗炎、抗潰瘍、抗突變、保肝、抗血栓形成、抗衰老、升高白細胞、降血糖、降血脂、促進蛋白質合成，與白果配合應用，除對心腦血管疾病有一定預防作用外，並對虛勞咳嗽、痰中帶血、老年慢性支氣管炎、肺結核及肺心病等有輔助治療作用。

銀杏蛋白露

【原料】銀杏，花生，砂糖，乳化劑。

【工藝流程】

　　　　　　　　　　　　　　　銀杏漿汁→
　　　　　　　　　　　　　　　　　　↓
花生→分揀→浸泡→去衣→磨漿→分離→蛋白漿→混合
→均質→脫氣→罐裝→殺菌→成品
　　　　　　　　　　　　　　　　　↗
　　　　　　　　　　　　　乳化劑、糖

【操作要點】

將製備的花生蛋白漿，加溫至 70～90℃，加入泡油型乳化劑，邊加熱邊攪拌。加熱可鈍化花生漿中的橄氧化酶和胰蛋白酶活性，促使產品乳化。然後加入銀杏漿質、糖漿，攪拌均勻後，由均質機在壓力不低於 70 kg／cm² 條件下均質。最好均質 2 次後，泵入真空脫氣，罐裝封口，滅菌，冷卻，即得成品。

【質量標準】

感官指標

色澤：乳白色。

211

形態：均勻一致的乳懸液。

風味：具有濃鬱的花生香氣和銀杏香味。

雜質：不允許存在。

理化指標和衛生指標

淨容量（ml）：245 ± 3%

蛋白質 ≧1%

總固形物：≧8%

衛生指標符合 GB2759・1—2003

【功效】潤肺止咳，降脂利尿，健脾和胃等。

本品中花生仁除含有豐富的脂肪油（50%）、蛋白質（30%）、澱粉（15%）外，還含有鈣、鐵等 20 種元素，並含有 10 多種氨基酸，維生素 A、B_1、B_2、E、H，纖維素，卵磷脂、腦磷酯和花生鹼、甜菜鹼、三萜皂苷甾醇、甾醇酯、游離脂肪酸、棕櫚酸、花白素等生物活性成分。

因為花生中脂肪油中 80%的為不飽和脂肪酸和甾醇，均具有降低膽固醇和使皮膚潤潔細膩的作用；脂溶性維生素 E 與生育、長壽關係密切；卵磷脂和腦磷脂具有抑制血小板凝聚，阻止血栓形成、保護血管壁、降低膽固醇之功效；花生中含高量的鈣，對兒童、老人、孕婦等都是最佳的保健食品。花生性平、味甘，具有醒脾和胃、潤肺止咳、滋養調氣、清咽止瘧，消腫止血之功效；銀杏具有滋養固腎補肺的作用。

試驗證明，銀杏仁有抗自由基、改善微循環、抗血栓等功效。常飲本品可潤肺止咳、健脾和胃、降脂利尿、滋補強身，延緩衰老。

【注意】

（1）痰濁壅塞者不宜食用花生。

（2）花生含有維生素 K，它是一種凝血素，能促進血凝、促進血栓形成，故血液黏稠度高或有血栓患者不宜食用。

（3）花生與毛蟹同食，多則導致腹瀉，而且二者同食後生化反映複雜，故不宜同食。

白果山楂飲

【原料】白果，山楂，砂糖。

【工藝流程】

白果漿汁
↓

山楂→選果→清洗→破碎→浸提→過濾→配料→均質→瞬時殺菌→罐裝封口→殺菌→冷卻→打碼→包裝→成品

【操作要點】

白果加工處理（略）

山楂加工處理　將山楂揀除乾癟腐爛果、病蟲害果等後，用清水洗滌兩次，用錘式破碎機破碎成小細塊狀，然後置於不鏽鋼槽中，加入 85℃左右的軟化水至浸沒為止，浸 2 小時後，將汁液濾出，然後在所剩的濾渣中，再加入鋼槽中 85℃左右的處理軟水，浸 2.5 小時後，濾出液汁，將第一次和第二次所得的濾汁合併，用絨布過濾後備用。濾渣可進一步用於加工果醬等製品，此處不作討論。

其他原料的處理　溶化 75%的糖漿，其中加 0.5%檸檬酸，便於砂糖中雜質的去除，用糖漿過濾器過濾備用。

溶解 5%的海藻酸鈉和 2%的蔗糖酯溶液，備用。

調配　白果汁 500 ml，山楂汁 1000 ml，75%糖漿 250 ml，5%海藻酸鈉 30 g，2%蔗糖酯 50 g。

均質　在 16～18 MPa 下對調配好的物料進行均質。

瞬時升溫　用高溫瞬時殺菌機將物料加熱到 85℃以上，進行熱灌裝。

灌裝、封口　選用 206 / 209 三片馬口鐵罐，在 85℃下熱灌裝。

殺菌、冷卻　封口後將罐置於 95℃以上的熱水中殺菌 15 分鐘，然後逐漸冷卻到 65～40℃。將罐撈出後擦乾（或風吹乾），噴碼後，待檢驗完全合格後可裝箱為成品。

【質量標準】本品淨含量≥250 g / 罐；呈粉色（或略顯橙黃色）；焙烤清香和甜酸混合味；甜酸適口，後味豐滿，具有獨特的焙烤白果香味；成穩定均一形態，略有黏稠感；真空度 ≥0.03 MPa；可溶性固形物 ≥12° Bx（20℃折光法）；總酸（檸檬酸汁）≥0.3%（標準鹼滴定法）；蛋白質≥0.25%（凱氏定氮法）；果膠≥0.80%（果膠酸鈣沉澱法）；Vc≥1.5 mg / 100 g（2，6- 二氯靛酚滴定法）；銅（以 Cu 計）≤3.0 mg / kg（原子吸收分光光度法）；鉛（以 Pb 計）≤1.0 mg / kg；砷（以 As 計）≤0.5 mg / kg；細菌總數≤100 個 / ml；大腸菌群不得檢出；致病菌不得檢出。

【功效】本品含有黃酮類、萜內酯，其中維生素 C、胡蘿蔔素、鈣含量較高。具有活血化瘀擴張血管，加強和調節心肌功能的作用。對冠心病有輔助治療作用。

【注意事項】

（1）山楂與胡蘿蔔不能同食，因胡蘿蔔富含維生素 C

分解酶，含豐富的維生素 C 的山楂與含維生素 C 分解酶的食物同食，維生素 C 易被分解破壞。

（2）山楂與含有維生素 C 分解酶的黃瓜、南瓜、筍瓜不能同食，否則維生素 C 會分解破壞。

（3）山楂與海味（包括魚、蝦、藻類）同食，會引起腹痛、噁心、嘔吐等症狀。

銀杏桃汁飲

【原料】銀杏葉，桃子，砂糖。

【加工工藝】

成熟桃子→10%鹽水漂洗→去核、切塊→立即投入0.1%抗壞血酸及檸檬酸液→95℃水中加熱 5 分鐘→打漿機打漿→調配（桃漿、銀杏汁、糖、檸檬酸等）→膠全磨→均質機→灌裝→殺菌→成品

【功效】潤肺平喘，止咳祛痰，生津潤腸，活血消積。適用於虛勞咳喘，遺精等。

桃子含豐富的葡萄糖，果糖，蔗糖，木糖和粗纖維，蛋白質，脂肪，鈣，磷，鐵，鉀，胡蘿蔔素，維生素 B_1，B_2，C 以及蘋果酸，檸檬酸等，其中鐵的含量佔水果中之首位，對幼兒、婦女缺鐵性貧血有輔助治療作用。電解質鉀的含量大於鈉，故水腫患者服食能利於利尿消腫，桃子具有潤腸平喘祛痰作用；白果能潤肺固腎、平喘止咳，二味合用，對虛勞咳喘、缺鐵性貧血、月經不調及水腫患者均有輔助調養作用。

【注意事項】（1）吃鱉或用白朮時應忌食。

（2）桃子與白酒相剋，同食會使人昏倒，多食會導致

死亡，可及時服牛黃丸 3 粒。

銀杏芒果飲

【原料配方】以 1000 ml 為例。

澄清芒果汁（ml）	400	抗壞血酸 10%
		白糖液 30%（ml）
		檸檬酸　適量
銀杏葉提取液（ml）	10	飲用水　餘量

【製法】

銀杏葉提取液、芒果汁製備。

銀杏葉提取液的提取方法同前。

芒果汁製備。

【工藝流程】

芒果→採收→後熟→分選→去皮→去核→打漿→榨汁→篩濾→脫氣→瞬間殺菌→冷卻→離心分離→澄清→過濾→澄清芒果汁

【操作要點】

分選　芒果應以充分成熟為宜，以九成熟為佳。除去病果及雜質等。

脫氣　榨出的果汁有較多氧氣，會發生氧化褐變，在殺菌前需先進行真空脫氣。

瞬間殺菌冷卻　殺菌溫度 95℃ 以上，維持 20 分鐘。殺菌後立即冷卻到 40℃ 以下。

澄清　高溫殺菌後，應進行澄清處理，防止兩次沉澱。採用酶法澄清較好。

過濾　加熱純化果膠酶，冷卻過濾即得澄清芒果汁。

採用低溫脫氣方法，可防止芒果重要成分和特有氣味的損失，以保持果汁較好的色澤、氣味和營養價值。

銀杏芒果飲料調製

配製　按上述配方，先將銀杏葉提取液的黃酮以 2 mg / 100 ml 的混合比添加到芒果汁中，再將配料加入混合均勻。

殺菌　採用瞬間殺菌，溫度 95℃ 以上，維持 30 分鐘。

罐裝、密封　殺菌後立即趁無菌罐裝、密封。

冷卻　迅速分段冷卻至溫度 95℃、70℃、45℃，然後用自來水冷卻至室溫。

【質量標準】

感官指標

色澤：天然橙黃色，色澤鮮艷。

風味：具有芒果原有風味，略帶有銀杏葉的苦味，酸度可口，口感協調。

組織形態：澄清液汁，允許有少許沉澱。

理化指標

總黃酮（mg / 100 ml）2

總糖（以轉化糖計，%）≥9

總酸（以檸檬酸計，%）0.7

砷（以 As 計，mg / kg）≤0.5

銅（以 Cu 計，mg / kg）≤10.0

鉛（以 Pb 計，mg / kg）≤0.5

衛生指標符合 GB27591–2003 標準

細菌總數（個 / ml）≤100

大腸菌數（個 / 100 ml）≤3

致病菌　不得檢出

【功效】健脾益胃，理氣止咳。用於咳嗽痰多、消化不良。

本品風味芳香，口感協調，營養豐富。芒果含芒果酮酸、異芒果醇酸等三萜酸，及沒食子酸、槲皮素等多酚類，多種類胡蘿蔔素、糖、維生素等。其中糖類及維生素含量十分豐富，維生素 A 原含量佔水果之首，具有明目保健作用。芒果甘、酸、涼，益胃止嘔，理氣止咳，常用於咳嗽痰多、咽炎、消化不良、水腫等。試驗證明，芒果苷有祛痰、止咳和抗癌的作用；銀杏葉，《中華藥海》述：入肺、脾、胃三經。試驗證明，銀杏葉提取液具有解除腸胃痙攣作用，調節腸胃活動，並對胃潰瘍及腹瀉有治療作用。銀杏葉提取液與芒果汁配製的飲料，更能增強健脾益胃、化痰止咳的作用。

【注意事項】（1）服阿司匹林不要飲果汁，因果汁會加劇阿司匹林對胃液黏膜的刺激，誘發胃出血。

（2）服用抗生素前、後 2 小時內不要飲果汁，因果汁（尤其是鮮果汁）中富含的果酸加速抗生素溶解，不僅降低藥效，還可能生成有害的中間產物，增加毒副作用。

銀杏棗汁飲

【原料】銀杏漿汁，紅棗。

【工藝流程】

紅棗→分揀清洗→去核→破碎→浸提→過濾→棗汁→
銀杏漿汁、糖漿、穩定劑
　↓
混合→均質→脫氣→罐裝→殺菌→成品

【操作要點】

除去霉爛生蟲的紅棗，用清水漂洗 2 次，去棗核，將棗肉破碎成小塊，加水煮沸浸提 30 分鐘，過濾得棗汁；加入銀杏漿汁、糖漿、穩定劑混合、攪拌，經由均質機均質，真空脫氣機脫氣，罐裝封口後，放入高壓滅菌鍋，121℃溫度下，10 分鐘殺菌，冷卻，即得成品。

【產品質量】

感官指標

色澤：淡棕黃色。

形態：均勻一致的混懸液。

風味：具有紅棗香氣，銀杏滋味。

雜質：不允許存在。

理化及衛生指標

淨容量（ml） 245 ± 3%。

可溶性固形物（折克計）≥8%

衛生指標符合 GB27591–2003 標準

【功效】潤肺止咳，健脾益胃，安神養血。

本品營養豐富。紅棗含有鈣、磷等礦物質元素，維生素A 原、B_2、C，其中每百克鮮紅棗含維生素 C380～600 mg，比蘋果高 100 倍，素有「活維生素 C 丸」之稱；乾棗含糖高達 70%，超過甘蔗和甜菜的甜度；含谷氨酸、精氨酸、賴氨酸等對人體有益氨基酸 14 種。脂肪中有油酸、亞油酸等 7 種以上的脂肪酸；有樺木酸、齊墩黑酸、山楂酸等 13 種有機酸；低聚糖、葡萄糖、果糖、多糖等 6 種糖類；黃酮—C—葡萄糖苷等 7 種黃酮類；以及大量環磷酸腺苷。

銀杏漿汁與棗汁調配製成的飲料，具有補脾和胃、安

神養血、潤肺止咳、防老抗衰之功效。對慢性支氣管炎、脾胃虛弱、老年體弱、營養不良、腎虛腰酸、耳鳴頭昏等均有輔助治療作用。

銀杏枸杞飲

【原料】1000 L 飲料的配料比：山楂 80 kg 或山楂乾 40 kg，標準銀杏葉提取（EGb）160 g，枸杞子 5 kg，蛋白糖 3 kg，螯合劑 400 g，山梨酸鉀 300 g，香味改良劑 40 g。

【操作要點】

山楂原汁的製備

選料　果實必須新鮮成熟，是鮮紅色或紫紅色，無凍傷、無霉爛、無蟲害果。

去核　用去核器將核剔出（指新鮮果）。

水洗　用清水清洗兩次，除去泥沙及污物。

提汁　浸泡鮮山楂每鍋以 50 kg 為準，放沸水 100 kg，靜置浸泡 10 小時，取其上清液後，進行第二次浸泡，第二次浸泡加沸水量為 75 kg，浸泡 12 小時，吸取清液。第一、第二次浸出液合併，看折光、測酸、稱量。

如果採用山楂乾，則每鍋以 40 kg 為準，放沸水 180 kg，靜置浸泡 12 小時，取其上清液後，進行第二次浸泡，第二次浸泡加沸水 150 kg，浸泡 12 小時左右，取上清液，第一、第二次浸出液合併，看折光、測酸、稱重。如果山楂乾還有酸味可進行第三次浸汁。

枸杞子汁的製備

稱取一定量的一級枸杞子用清水沖去表面的浮土，加枸杞子量 8～10 倍的軟化水煮製，95℃保溫 15 分鐘，以後

一併打漿過濾，得枸杞子原汁。

配料　按配方稱取定量的山楂原汁和枸杞子原汁倒入夾層鍋中並相繼添加溶化好的蛋白糖、防腐劑、銀杏葉提取物，邊攪拌邊升溫，使料液溫度升至85℃，用斜紋絨布（濾糖專用布）過濾，把過濾好的料液用泵打入配料槽（冷熱缸）並進行定容、檢測。如果酸度不夠，可添加預先融化好的檸檬酸來補足。

排氣　將定容後調配好的料液在有攪拌的情況下升溫至95℃，停止升溫，然後降溫至80℃即可灌裝。

灌裝　漿料的溫度在80℃左右時，便可灌裝，這樣趁熱灌裝能起到防止雜菌污染的作用，同時也可使罐內有一定真空度，對防止產品變質有利。

壓蓋和殺菌　瓶蓋用漂白粉水（10 L水加20 g漂白粉，漂白粉先加少量水浸漬，漂白粉化開後，再加足水量，過一段時間後取其上清液用）洗淨後，用無菌水洗，去殘氯，再用75%酒精消毒後並經烘乾備用。殺菌要求：瓶、罐所裝料液中心溫度必須達到75～80℃，並保持15分鐘，接著冷卻到40℃，擦瓶、罐後入庫。

設備衛生　容器設備使用前後要洗淨，特別是接觸料液的容器和管路，使用前一定要洗淨。如果車間生產間斷未連續使用，走料管道使用前需直接通入蒸汽20分鐘。

【質量標準】

感官指標

色澤：呈橘黃色或淺橘紅色

香氣與滋味：具有本品應有之香氣及滋味，馥甜適口，微帶銀杏提取物之苦澀味。

外觀形態：半透明，均勻一致不分層。長期放置，允許有部分銀杏提取物和果肉沉澱。

理化指標

可溶性固形物（折光法計）≥1%

總酸≥0.15%

標準銀杏葉提取物≥160 mg／kg

山梨酸鉀含量≥0.29%

其他食品添加劑　執行 GB2760–1996 標準

砷　不得超過 0.5 mg／kg

鉛　不得超過 1.0 mg／kg

銅　不得超過 10 mg／kg

微生物指標

細菌總數　　　　　　　不得超過 100 個／ml

大腸菌數　　　　　　　不得超過 3 個／100ml

致病菌　　　　　　　　不得檢出

【功效】活血化瘀，補肝益腎，擴張冠狀血管，增加血流量。用於高血脂、高血壓、冠心病、頭暈耳鳴等。

枸杞子補肝腎、益精血、明目，用於腎精不足而有平陰陽之功，尤善補肝、明目、補益精血，治療頭暈耳鳴、神經衰弱、陽痿遺精，降低血壓及糖尿病等。

現代研究表明，它能促進造血功能，升高白細胞，顯著增強網狀內皮系統的吞噬能力，促進免疫能力，並有刺激生長及降血糖作用，對肝損傷有保護作用；山楂功能活血化瘀、降壓、去脂、行氣、止痛，擴張冠狀血管，增加血流量等，臨床上有用枸杞子與山楂組方，用於滋補肝腎，腎虛型高血脂症，潤膚美容，延緩衰老，強身益智，

山楂並有抑制人腦中單胺氧化酶的作用，而這種酶在人到40～50歲之後急劇升高，是促進衰老的活性成分。因此，常飲本飲料，不僅有利於心血管疾病患者症狀的改善，而且還是抗衰老的有效良方。

七汁飲

【原料】白果汁、生薑汁、梨汁、蘿蔔汁、生藕汁、甘蔗汁、竹瀝、蜂蜜各 1 杯（約 120 ml）。

【製法】以上諸藥放入一起和匀，蒸熟，飲用。

【功效】生津養液，清熱化痰，鎮痛止吐。用於食管癌的輔助治療。

七汁飲除能生津養液，清熱止咳，鎮痛止吐，增加營養，減輕症狀外，本汁中蘿蔔還有防癌的功效。

據中國著名營養學專家趙霖在《平衡膳食健康忠告》一書中介紹，蘿蔔中含有一種「干擾素誘生劑」的抗病毒活性物質，這種物質在蘿蔔中含量很高。

實驗證明，此物質能刺激細胞產生乾擾素，對人的離體食管癌、胃癌、鼻咽癌、子宮頸癌等細胞均有明顯的抑製作用。由皮下注射可以抑制鼠網狀細胞肉瘤的生長，蘿蔔中所含木質素和辛辣成分可促進巨噬細胞活力，有防癌的功效；根據藥理試驗表明，蜂蜜有一定抗腫瘤和抗腫瘤轉移的作用。因此，飲用本品，有病治療，無病對身體也具有很好的調理作用。

白果豆漿飲

【原料】白果仁 9 枚，熱豆漿 200 g。

【製法】將白果去殼及內種皮和芯，蒸熟搗爛備用。用沸豆漿每晨沖服，可淡服也可加糖，連服 7 日，兒童服量以 1 歲 1 枚，7 枚為限。

【功效】縮小便。用於兒童遺尿。

【注意事項】豆漿與蜂蜜和紅糖不能同食，蜂蜜和紅糖中有機酸含量高，與豆漿中蛋白質結合產生變性沉澱，不能被人體吸收。

白果漿汁飲

【原料】白果 10 枚，豆漿 300 ml，白糖適量。

【製法】將白果去殼，搗爛，放豆漿內，煮沸後，用糖調飲。

【功效】清熱利濕，涼血解毒。用於濕熱下注型及濕熱郁毒型盆腔炎。

【注意事項】不能喝豆漿同時服藥物，兩者相隔時間應在 20 分鐘以上，以免藥破壞豆漿中營養成分和豆漿影響藥物效果。

(二)銀杏葉液飲

銀杏葉提取物系列飲料

【原料配方】

	1	2	3	4	5	6
銀杏葉提取物（mg）	40	40	40	40	40	40
砂糖（g）	10	10	10	10	10	10
無水檸檬酸（g）	0.1	0.1	0.1	0.1	0.1	0.1
羅望子膠（mg）	100				30	30

阿拉伯膠			100		30	
明膠（mg）				100		30
果膠（mg）				100		
蒸餾水（ml）	100	100	100	100	100	100

【製法】將配方原料溶解在蒸餾水中即成。配方中，添加少量膠凝劑以防止出現沉澱。羅望子膠、阿拉伯膠、明膠、果膠為常用膠凝劑、增稠劑，而低濃度時不起這種作用。銀杏葉提取物在濃度 1%以下時完全溶於水，但放置過程中，提取物中的複雜成分，如黃酮類、內酯類在飲料低 pH（如飲料中添加檸檬酸等酸味劑）條件下會發生部分締合，使極性減少、水溶性下降。故飲料中加糖會提高水溶液的極性，還會提高銀杏葉提取物的極性。添加極性大的高分子物質羅望子膠、阿拉伯膠、果膠、明膠等能提高銀杏葉提取物的極性，這些具有膠束形成能力，且具吸附效果，上述配方飲料可放 3 個月不沉澱。

【功效】以銀杏葉液為主要原料，配製而成的飲料。具有活血化瘀，斂肺，平喘，止痛之功效。用於肺虛咳嗽，冠心病，心絞痛，高血脂症等。

銀杏葉發酵飲料

銀杏葉發酵飲料是水浸提液不經濃縮，而由調糖、調酸後經酵母輕微發酵成酒精度低於 1%的液體飲料。

【原料】銀杏葉，蔗糖，檸檬酸，酵母。

【工藝流程】

銀杏葉→洗滌→乾燥→粉碎→過篩→稱量→一次浸取→一次過濾→二次浸取→二次過濾→合併一、二次濾液→調

糖、調酸→滅菌→接種→恆溫培養→過濾→滅菌→成品

酵母→斜面→液體試管→液體三角瓶

【操作要點】

銀杏葉預處理　新鮮的銀杏葉應洗滌乾淨，經 56～60℃乾燥、粉碎後能過 20 目篩，不能粉碎得太細，或大於 10 目。

銀杏葉浸取液的製備　銀杏葉與水的比例為 1：40，在 90℃下，分兩次浸取，每次 6 小時，合併兩次過濾液，用蔗糖調整糖度為 8%，檸檬酸用量為 0.5 mg／mL，後將該調配液滅菌、冷卻。

酵母液的製備 Lagar 酵母經 6～8°Bx 的麥芽汁培養基的固體斜面、液體試管、液體三角瓶培養，培養溫度 28～30℃，培養時間 12～24 小時。

發酵及後處理　將麥汁酵母培養液按 2%～5%的接種量接入滅過菌的銀杏葉浸取液中，在 28～30℃下培養 20～24 小時後，經過濾、巴氏滅菌即得成品。

本品含糖 7.0%，pH 4.0，黃酮類化合物 34.17 mg／100 ml，既具有銀杏葉的香味，也具有發酵香而獨具特色。

【功效】本飲料黃酮類含量高，飲用效果好。具有降低心肌耗氧，增加心腦血管流量，軟化血管，降血糖，降血脂等作用。

銀杏葉碳酸飲料

【原料配方】銀杏葉提取物 2 g，異構糖（含果糖約

30%）500 g，蔗糖 50 g，礦泉水 10 L，香精適量。

【製法】銀杏葉提取物製備：將銀杏葉粉碎，浸泡在乙醇液溶中（1：20），1 小時後，加熱回流到 60℃時，過濾，除去溶液中的溶劑，將提取物懸浮在 20%乙醇溶液中，除去不溶性物質，並除去溶劑及有害成分酚酸類。

將 500 g 異構糖（或葡萄糖、麥芽糖、果糖）和 50 g 蔗糖溶解在 10 L 蒸餾水中，加入 2 g 銀杏葉提取物，溶解後再加入適量香精，裝瓶，每瓶 100 ml，再充入 CO_2，即成碳酸飲料。每瓶含銀杏葉提取物 20 mg。本飲料可根據需要添加酸味劑、維生素等。本方飲料風味良好，無不快感。如果將銀杏葉提取物用量增加 4 倍，即 100 ml 中含 100 mg 提取物，其飲料苦味仍可接收。

【功效】活血化瘀，改善血液循環。用於改善因血流障礙引起的耳鳴症狀，使末梢血管血行不足所致手腳疼痛麻木和冰冷感得到緩解。

銀杏葉抗衰老口服液

【原料配方】銀杏葉提取物 55%，洋槐蜜 44%，檸檬酸 0.05%，礦泉水、苯甲酸鈉各適量。

【加工工藝】粉碎→煮汁→沉澱→過濾→去渣→加入蜂蜜→加入檸檬酸→加入保藏劑→罐裝→殺菌→冷卻→成品

【操作要點】將切碎乾燥的銀杏葉，用水煮汁兩次，合併濾液，將濾液在 0～4℃的低溫冷藏 24 小時，濾去沉澱，得到銀杏葉提取液。將熬煉過的優質洋槐蜜與提取液混合，加入檸檬酸，調節 pH 為 4，加入適量防腐劑苯甲酸鈉，無菌灌裝，殺菌，冷卻後即成。此飲料為紅褐色半透明

均勻混濁液，內含總黃酮 0.03 mg / 100 ml，含總糖 35.7%。風味柔和，酸甜可口，貯存 3 個月衛生指標合格。由於銀杏葉提取物難溶於水，在飲料中難以穩定溶解，貯存中易析出沉澱，故本飲料為混濁型。

【功效】本飲料具有提高免疫功能和抗自由基作用。為良好的抗衰老飲料。

銀杏葉液飲

【原料配方】銀杏葉提取物 5 份，飴糖 1500 份，還原性澱粉糖 3000 份，維生素 C 4 份，酸味劑 25 份，香精 10 份，加水至 10000 份。

【製法】將飴糖，還原澱粉糖、維生素 C、酸味劑、香精先溶解在水中，然後加入銀杏葉提取物。提取物加入前預先溶解在少量乙醇水溶液中。最後加水至總量 10000 份。上述飲料的白利糖度為 32°。糖和糖醇能穩定飲料中銀杏葉提取物，使其不產生沉澱。添加糖可以是葡萄糖、果糖、麥芽糖、水溶性低聚糖或多糖。糖醇可以是山梨醇、麥芽糖醇，還原麥芽糖、還原澱粉糖。糖醇甜度不夠，且難消化，易引起腹脹，因此適量配合糖和糖醇，效果較好。本飲料甜味適中，在 30℃ 放置 2 週無沉澱。

【功效】本品具有活血化瘀、止痛的作用。可用於冠心病、心絞痛、高血脂症等心腦血管疾病的輔助治療。

銀杏葉可樂飲料

將白砂糖、檸檬酸、可樂香精、銀杏葉提取物、焦糖色素等原輔料按一定比例和適當操作配成糖漿，經二次灌

裝注入，封蓋、貼標後，即為成品。該產品中銀杏葉提取物含量應達到 100 mg / 250 ml 的標準。

本品為功能飲料，具有對機體調節作用。

銀杏葉保健飲料

【原料配方】配方①：銀杏葉提取物 40 mg、維生素 C100 mg、酸味劑 250 mg、漢生膠 10 mg、還原澱粉糖 38g，加水至 100 ml。

配方②：銀杏葉提取物 50 mg、枸杞子提取物 50 mg、甘草提取物 20 mg、維生素 C100 mg、酸味劑 250 mg、甜味劑 10 g、漢生膠 10 mg，加水至 100 ml。

【製法】配方中的銀杏提取物需預先溶解在 1m150% 乙醇中。用漢生膠提高飲料黏度，防止提取物沉澱。也可採用聚糊精，抑制飲料中提取物沉澱。

【功效】活血化瘀，滋補肝腎，降低血脂。

銀杏葉提取物具有改善微循環，增加血流量，降低血脂，提高免疫功能及抗氧化等作用；枸杞子能補肝腎、益精血，促進造血功能，升高白細胞，提高免疫能力，降低血壓；甘草歸心、肺、脾、胃經。有補脾益氣、清熱解毒、祛痰止痛、調和諸藥的功能。

藥理試驗表明，甘草能提高免疫能力，甘草酸能非特異性增強巨噬細胞的吞噬功能，可使試驗性高血壓症家兔血漿膽固醇和甘油三脂明顯下降，並阻止大動脈及冠狀動脈粥樣硬化的發展，甘草皂苷、黃酮均有抗自由基作用。故常飲本品對提高免疫能力，抑制自由基對機體的損害，降低血脂和預防冠狀動脈粥樣硬化均有很好的效果。

銀杏葉液飲

【原料配方】配方①：甘氨酸 5 g、褐藻酸鈉 3 g、銀杏葉提取物 1 g，加水至 5 L。

配方②：甘氨酸 5 g、十甘油一月桂酸酯 2.5 g、銀杏葉提取物 1 g，加水至 5 L。

配方③：銀杏葉提取物 5 g、尿素飽和水溶液 10 g，加水至 11 L。

【製法】在配方①和②中，先用 20℃的水溶解 5 g 甘氨酸得水溶液，然後將 1 g 銀杏葉提取物乾燥粉末溶解在甘氨酸水溶液中，溶解後加入褐藻酸鈉或甘油月桂酸酯，最後用水稀釋至總量為 5 L。在配方③中，先將銀杏葉提取物溶解在 20℃的尿素飽和水溶液中，溶解後用水稀釋至 11 L。

銀杏葉提取物難溶於水，如添加氨基酸、維生素、尿素、表面活性劑等含氮化合物可達到增溶目的。

【功效】改善腦部血液循環及大腦功能。

銀杏葉提取物能改善血液循環，增加腦血流量，改善腦細胞代謝，對腦細胞缺血、缺氧、水腫有保護作用，改善大腦功能，對胃、腸潰瘍有抑製作用；甘氨酸是人體必需氨基酸，在人體內起到新陳代謝作用，抗酸、抗消化性胃潰瘍，可治療憂鬱症，能延緩肌肉的退化，對低血糖症有治療作用。因此，本飲料，對改善大腦功能和對胃潰瘍均有輔助治療作用。

銀杏葉咖啡飲料

【原料配方】速溶咖啡 1.2 g，銀杏葉提取物粉 0.02 g。

【製法】飲用時取速溶咖啡和銀杏葉提取物粉，加入80℃熱水 120 ml，仔細攪拌，溶解後即可。其中咖啡也可用除去咖啡因的咖啡。咖啡因的苦味可掩蓋銀杏葉提取物的苦味。除去咖啡因的咖啡，在色香味上明顯不如添加銀杏葉的咖啡。

【功效】消除疲勞，保持頭腦清醒，減輕肩膀酸痛、手腳冰冷的程度。

據美國賓夕法尼亞斯克蘭頓大學教授文森研究，發現咖啡可能比水果和蔬菜含有更多有益於人體健康的抗氧化劑。含咖啡因和不含咖啡因的咖啡提供抗氧化劑量大體相當。抗氧化劑能幫助清除人體內的有害自由基以及對細胞和脫氧核糖核酸（DNA）的有破壞性的分子，它可以抗衰老，預防心臟病和癌症。但文森建議人們應適當飲用，每天以不超過兩杯為宜。

另外，飲用咖啡方法也很重要，如果方法不當，不僅對身體無補，而且有損於身體健康，K. H. 斯通弗（德國）有個報導，可供咖啡愛好者在飲用時參考。歐洲現有兩種製備咖啡的方法：中歐和南歐人主要是喝過濾咖啡，過濾咖啡是將開水倒入裝有咖啡粉的過濾器中過濾；北歐人主要是飲煮咖啡，方法是直接用開水煮咖啡粉，然後用金屬濾網過濾。

1983 年和 1987 年對飲咖啡對心血管疾病的影響進行研究，發現飲煮咖啡可引起膽醇升高，而飲過濾咖啡則不會導致其升高。其原因是咖啡脂、咖啡醇和咖啡豆醇所引起的。過濾咖啡可使咖啡脂留在紙過濾器中。新近試驗證明，這幾種化合物還可導致血清丙氨酸轉氨酶升高。

銀杏葉清涼濃縮口服液

清涼濃縮口服液 GBE—24：日本 Sanrael 公司在 1991 年推出，每瓶 20 ml，內含銀杏葉提取物 180 mg，添加有 3 種復配的低熱量天然甜味劑。盒裝 5 瓶。

本品用於抗脂質過氧化，防止皮膚衰老及促進血液循環。

銀杏王乳

【原料】銀杏葉提取物，枸杞子，蜂王漿，蜂蜜。

【製法】本品以銀杏葉提取物、枸杞子與蜂王漿為主要原料，佐以蜜蜂加工而成的超濃縮型的口服液。每瓶 200 g。

【功效】長期食用可以提高機體抗病能力，增強機體免疫能力。適宜於中老年人體質衰弱和病後康復者，對免疫低下者尤為適宜。

二、銀杏固體飲料

固體飲料是飲料中的一個特殊品種，其生產方法與一般飲料有所不同。固體飲料是指飲料的物理狀態而言，它是以一種原料或以一種以上原料為主，配以多種輔料並經加工製成粉末狀、顆粒狀、片狀或經沖泡煎煮成飲料。銀杏固體飲料品種可分為：銀杏精、銀杏茶、銀杏葉茶、銀杏葉袋泡茶等。

（一）銀杏顆粒劑

銀杏精

【原料】銀杏種仁，白砂糖，蛋白糖等。

【工藝流程】

銀杏種仁→粗磨→細磨→漿渣分離→漿汁┐

白砂糖→溶糖→過濾→糊精→糖混合液→混合→調整→

　　　　　糊精→蛋白糖、多糖───────

加熱殺菌→高壓均質→脫氣→真空冷縮→冷卻→粉碎→包裝

【操作要點】

原料處理與糖水白果罐頭同。

銀杏漿汁的制取將清洗乾淨的銀杏種仁先用砂輪磨粗磨兩次，再用膠體磨細磨，使銀杏纖維在 15 μm 以下，然後經由漿渣分離機分離出銀杏渣，即得到銀杏汁。

糊精、砂糖混合液的製取　先將砂糖放在夾層鍋內，加入一定量的水將糖溶化，過濾後加入糊精，攪拌，均勻混合，即成為糊精、砂糖混合液。

混合調整和加熱殺菌　在配料攪拌器中加入銀杏漿汁、糊精砂糖混合液，邊攪拌邊加入蛋白糖、多糖等輔料，攪拌10 分鐘後開始加熱，溫度達到 65～70℃時保持 30 分鐘，充分攪拌。

高壓均質　為使成品沖泡後濃稠均勻，口味醇厚，必須進行乳化均質，均質壓力在 18 MPa 以上。

濃縮脫氣　先將脫氣罐真空度抽到 580～600 mmHg 時進行脫氣，去除物料中的空氣，以防真空乾燥時溢盤。在這期間適當加熱，使總固形物濃縮到 83％以上。

　　眞空乾燥　將濃縮後的漿料裝入烤盤，放在真空乾燥箱的加熱板上，關上箱蓋，擰緊箱門手輪，開動真空度至 680 mmHg 時，即通入蒸氣加熱，在 15～20 分鐘時，保持真空度 730 mmHg，正常蒸發，開始蒸氣壓力在 4 kg／cm²，以後隨水分減少而逐步減小。約 50 分鐘後，盤內氣泡由大變小，由多變少，降低真空度到 680～700 mmHg，約 15 分鐘後再把真空度增至 740 mmHg，物料氣泡逐漸消失，表面上漲，最後冷卻定型。

　　粉碎包裝　將銀杏精從烘盤內殼移出後，用粉碎機粉碎成顆粒狀，粉碎機篩孔約 5 mm。成品從出箱到粉碎、包裝，車間的空氣相對溫度保持在 50％以下。

【質量標準】

感官指標

色澤　呈均勻的乳黃色。

形態　疏鬆、均勻、多孔狀顆粒，不結塊，允許有少量粉末。

風味　有明顯的銀杏香氣，稍甜，無異味。

雜質　不得有其他異物。

溶解性　在 80℃以上溫水中，迅速溶解為均勻乳狀液，無分層現象。

理化指標

水分≤3.0％

溶解度≥98％

溶解時間≤60 秒

顆粒度（Φ＝2.5 mm）≥85%

蛋白質≥4%

總糖 14%～16%。

衛生指標

重金屬　As≤0.5 mg／kg；Cu≤10 mg／kg；Pb≤1 mg／kg；六六六＜0.8 mg／kg；DDT≤0.8 mg／kg；

黃曲霉毒素　不得檢出。

細菌總量　≤30000 個／g。

大腸菌群　≤90 個／100g。

致病菌　不得檢出。

【功效】具有滋陰補腎，消炎祛痰之功效。對慢性支氣管炎、哮喘、肺結核、尿頻及小兒遺尿等均有輔助治療作用，是滋補強身的佳品。

銀杏金銀花顆粒沖劑

【原料】銀杏葉，金銀花，白砂糖。

【工藝流程】

提取→精製→製粒→乾燥→整粒→質量檢查→包裝

【操作要點】

金銀花液的提取

金銀花→挑選→破碎→浸提→過濾→濃縮。

挑選、破碎　選優質金銀花，去雜、洗淨、壓碎，但不能太碎，基本破碎分開即可。

提取　將金銀花投入 20 倍沸水中快速煮 3 分鐘，停止加熱，蓋上鍋蓋，悶 20 分鐘，過濾，可得可溶性固體物為

1.5%～2.0%的金銀花汁。將殘渣再加入 10 倍水，60～70℃
熱水浸提 10 分鐘，過濾，兩次濾汁合併。

澄清穩定　提取液汁中加入 0.01%果膠酶和 0.02%復
合纖維素酶，立即快速攪拌，在 40～45℃酶解 2 小時，用
硅土濾過，濾液中加入 0.025%～0.03%穩定劑，得澄清透
明的金銀花汁。加熱濃縮至稠膏。

銀杏葉液的提取

原料→處理→乾燥→破碎→蒸煮浸提→過濾→冷卻澄
清→過濾→濃縮

原料　8～10 月採葉，剔除病蟲害葉、枝條、沙礫、
土塊、雜樹葉及草。採葉時用簍子裝，不壓緊，立即送車
間處理。

處理　新鮮銀杏葉在清水中漂洗乾淨，放入竹筐中立
即浸入 100℃沸水中 30～60 秒鐘，破壞葉中霉的活性。要
將葉子完全浸入，不能漏浸。取出竹筐，立即浸入冷水中
迅速冷卻，再提出來，乾燥。

乾燥　將冷卻的葉子攤晾在通風的室內乾燥。

破碎　將風乾的葉子破碎成 0.5～1.0 cm² 的碎塊待用。

蒸煮浸提　在夾層鍋中放入破碎過的葉片，再加入清
水，每千克葉加水 10 kg，加溫到 90～100℃，煮沸 10～15
分鐘，自然冷卻，浸提 16 小時。蒸煮浸提兩次，浸提液合
併。

也可以用 70%的食用酒精浸提，破碎葉片的碎塊要
小，最好為粗粉狀。

過濾　用 5 層細紗布過濾或用硅藻土過濾，最好是離
心過濾機過濾。用前兩種方法過濾，葉渣加水（比例是

1：1）再濾一次，兩次濾液合併在一起。

　　冷卻澄清　將濾液在 0～4℃的冷藏條件下，靜置澄清 24 小時，濾取上層清液，將提取汁加熱濃縮成稠膏。

　　用水浸提的銀杏葉提取液，色深褐色，含黃酮素 4.7 mg／10g；用 70%酒精浸提的銀杏葉提取液，色黃，明亮，含黃酮素 5.1 mg／10g。

　　精製　將稠膏加入等量的 95%乙醇，混合均勻，靜置冷藏不得少於 12 小時，過濾，濾液回收乙醇後，再繼續濃縮至稠膏。

　　製粒　將精製的金銀花稠膏和銀杏葉稠膏合併後，加入一定量的水溶性賦形劑，混勻，再加入規定濃度的乙醇，以用手能抓成團不散為度，隨後利用旋轉式選粒機或搖擺式造粒機造粒，其粒度為 15～20 目，顆粒直徑為 0.5～0.8 cm。

　　可溶性顆粒的賦形劑主要是蔗糖和糊精。用前乾燥、粉碎、過篩製成糖粉。一般稠膏與糖粉比例 1：2～1：4。保健食品宜降低糖粉用量，以部分糊精代替。

　　乾燥　乾燥時，一要迅速，二要溫度適宜，溫度控制在 60～80℃較好，烘烤時間 30～60 分鐘。乾燥程度，以顆粒中水分控制在 3%為宜。

　　包裝　可以用鋁鉑袋包裝。每包 10 g。

　　【功效】活血化瘀，降低血脂，清熱解毒。對冠心病、血痢等均有輔助治療作用。

　　銀杏葉有斂肺、平喘、活血化瘀、止痛的功能，臨床用於虛肺咳喘，冠心病，心絞痛，高血壓症；金銀花味甘，性寒，歸肺、心、胃經，具有清熱、解毒作用。藥理

試驗證明，金銀花有抗菌、提高免疫功能和降低膽固醇作用。故常飲本品有提高免疫功能、降低血脂等作用。

據中國科學院植物研究所首席研究員蔣高明等研究，認為山銀花不是金銀花，山銀花又稱灰氈毛忍冬，產量高，開花時間長，採摘方便。雖然金銀花和山銀花都含有綠原酸，但作為藥用成分的木樨草素，金銀花含量比較高，山銀花含量很少。因此，2005 年版《中國藥典》只規定了金銀花為忍冬的乾燥花蕾或初開的花為正品金銀花。從此中藥處方以及各種飲片、提取物冠以金銀花名稱，只能以忍冬為原料，否則將是不合法的。

(二)銀杏茶

補腎保健茶

【原料】核桃仁 10 g，銀杏仁 15 個，大棗 7 個，生栗仁（留外皮）7 個，生薑切絲 5 g。

【製法】上味加適量開水沖泡 10 分鐘即成。代茶飲，每日 1 劑。

【功效】補腎散寒，止咳平喘。用於治療感冒咳嗽，老年人氣虛外感咳嗽。

金針白果茶

【原料】金針菜 120 g，白果 15 g，白糖 20 g。

【製法】先將白果去殼、去皮及尖和胚芽，與金針菜加水煮湯，取其湯加糖煮沸即可。

【功效】定喘安神。適用於治療肺氣腫之喘促氣短，

神志不安，失眠心悶，微咳。

平喘茶

【原料】麻黃 3 g，黃柏 4.5 g，白果仁 15 個（打碎），茶葉 6 g，白糖 30 g。

【製法】前四味加水適量，共煎取汁，加白糖即成。

【功效】宣肺肅降，平喘止咳。用於過敏性支氣管喘息。

白果雙子茶

【原料】白果 10 枚，冬瓜籽 30 g，蓮子肉 15 g。

【製法】白果去殼，冬瓜子洗淨，蓮子去芯，然後放入鍋中，先用武火燒沸，後改用文火煎 30～40 分鐘，去渣取汁加白糖調和即成。當茶飲。

【功效】清血、利尿、通淋利濁。用於治療濕熱蘊結型泌尿系結石，宮頸炎，白帶過多，尿頻急數，餘瀝不盡，小便短赤等。

泌尿系統結石屬中醫學中「砂淋」、「石淋」、「血淋」、「氣淋」範圍。其病機為腎虛膀胱氣機不利，排尿功能失常，下焦積熱煎熬成石。本方中白果為一味益腎補肺、治帶縮尿之佳品。《石室秘錄》曰：「白果通任督之脈，又走膀胱」。《本草便讀》曰：白果有「上斂肺氣，除咳逆，下行濕濁，化痰涎」的作用。冬瓜子具有清熱除濕利尿消腫之功效，再配蓮子健脾益腎，扶正澀精。故本品能清能補，既能利尿通淋，又能固精療帶。

白果木瓜茶

【原料】木瓜 20 g，芝麻葉 15 g，白果 12 g。

【製法】以上三味，加適量水同煎取汁。當茶溫服，每日 2 次。

【功效】舒筋活血、祛風化濕。用於治療類風濕性關節炎。

類風濕性關節炎是由於風寒濕三種外邪侵襲人體經絡關節，氣血閉阻不能暢通，引起關節酸痛、麻木等。對於本病的治療至今還沒有根治良方，主要靠中西藥物，針灸理療，功能鍛鍊等。食療可作為輔助，應用得當，對穩定病情、改善全身情況，也有不可忽視的作用。

白果櫚根茶

【原料】棕櫚根 15 g，白果 15 g。

【製法】將棕櫚根洗淨，加水適量，與白果同煎，取汁。當茶飲，每日 1 次。

【功效】祛濕消炎。此方治慢性風濕性關節炎。

白果桑葚茶

【原料】老南瓜皮 30 g，白果 12 g，桑葚子 20 g。

【製法】將南瓜皮洗淨，白果去殼，與桑葚子同煮取汁。當茶飲，每日 2 次。

【功效】溫肺益氣，滋陰補腎，止咳平喘。用於先天肺原性心臟病。

肺心病是中老年人的常見病和多發病，正虛標實，既

有肺、心、脾、腎、肝等多臟器功能的改變，又有痰濁淤血內阻。飲用白果桑葚茶對肺心病有輔助治療作用。其中，南瓜補中益氣，益肺消炎，《滇南本草》曰，南瓜有「橫行經絡，利小便」的作用；桑葚歸心、肺、腎經，能補肝益腎，養血生津；白果歸肺、腎經，有斂肺定喘之功能，《本草綱目》曰，白果具有「溫肺益氣，定喘咳」之功能，《本草再新》曰，白果能「益氣養心，益腎滋陰，止咳除煩」。因此，本品既能溫肺益氣，止咳平喘，又能滋陰補腎，生津利尿，對肺心病患者有全面調養和改善臨床症狀的作用。

白果瓜子蓮子茶

【原料】白果 10 個，冬瓜子 30 g，蓮子肉、胡椒粉各 15 g，白糖少許。

【製法】將白果去殼及胚芽，冬瓜子洗淨，蓮子去芯，三味共放入鍋內，加水適量，置武火煮沸，改用文火煎熬 30～40 分鐘，去渣，加入胡椒粉、白糖，攪勻，裝入罐中即成。當茶隨意飲。

【功效】健脾益氣，通淋利濁。適用於慢性前列腺炎，及婦女脾虛帶下。

白果苡米生薑茶

【原料】苡米 100 g，白果仁 10 g，生薑 30 g。

【製法】三味洗淨，白果去殼，加水適量同煮。取汁代茶小口慢飲。

【功效】清熱解毒、排膿散結。適用於肺膿腫初期或

成癮期。

四白黃芪茶

【配方】白僵蠶 9 g，白果 5 枚（打碎），白茅根 30 g，桑白皮 9 g，地膚子 15 g，黃芪 30 g，當歸 15 g，熟地 12 g，阿膠 9 g，肉桂 5 g。

【製法】水煎飲用。

【功效】溫腎健脾，利水消腫，填精養血。用於脾腎陽虛，慢性腎盂腎炎患者。

卯時江用本方治療取得了滿意效果。如患者馬××，36 歲，患慢性腎盂腎炎 6 年，病情時輕時重，反覆發作。服用「加味四白湯」共 14 劑後，病獲痊癒。

白果菊花茶

【原料】白果 10 g，百合 15 g，白菊花 30 g。

【製法】將三味加水適量，同煎兩次。每日 1 劑。

【功效】清熱解毒，消炎潤咽。適用於咽喉炎。

【注意事項】菊花與雞肉、豬肉相剋，同食會嚴重中毒，用川連煎水 5 分鐘，服下。

白果冬瓜子茶

【原料】白果 10 個，冬瓜子 30 g。

【製法】以上兩味，加水共煎，取汁。每日 1 次。

【功效】清熱止帶。用於黃帶的輔助治療。

白果龍眼茶

【原料】白果仁 9 g，龍眼肉 2 g，白糖 15 g。

【製法】白果仁與龍眼肉和白糖放在一起，加水適量煎煮。每日 1 劑。

【功效】養血安神，潤肺止咳，祛痰定眩。適用於咳嗽聲啞及頭風眩暈、眼朦。

龍眼肉補益心脾，補氣血，安神。《本草通玄》曰，有「潤肺止咳」的作用；白果能斂肺益氣，止咳除痰。《本草綱目》收錄的《餘居士方》即用煨熟白果 7 個與生白果 7 個，同食，對咳嗽聲啞有效。故本品既是滋補佳品，又有祛痰、止咳、定眩的作用。

白果枸杞茶

【原料】白果 10 g，枸杞 30 g。

【製法】將白果去殼，與枸杞加水同煎，飲用。

【功效】滋補肝腎。對肝腎兩虛所致耳鳴有輔助治療作用。

百合白果茶

【原料】鮮百合 100 g，白果仁 10 枚，冰糖適量。

【製法】將百合洗淨，白果仁去皮，加水適量煎煮至熟爛，然後加入冰糖，即可飲用。

【功效】補肺止咳、滋陰益氣。適用於慢性支氣管炎、肺結核、肺原性心臟病、肺氣腫等所致咳嗽、氣短等。

百合功能潤肺止咳、清心安神，可用於肺虛所致咳嗽

不止，痰中帶血等症。現代研究證實，百合能增加肺血流量，對肺結核、咳嗽、慢性支氣管炎等都有一定的治療作用；白果功能益肺補腎，斂氣療帶，與百合配伍應用可加強其對咳嗽、氣短、喘息的輔助治療作用。

【注意事項】百合與豬肉同食，會引起中毒，可用韭菜汁治療。

白果薏仁茶

【原料】白果 10 個，薏仁 100 g，冰糖適量。

【製法】薏仁洗淨，白果去殼，加水適量同煎煮。飲後吃渣。

【功效】健脾利濕、補肺清熱、消腫散結。用於慢性腎炎、腎盂腎炎、脾虛腹瀉等，現代可用於肺癌等癌症輔助治療。

薏仁具有健脾、補肺、清熱、利濕的作用。日本木村康一報導，本品可治癌腫，並觀察應用對原形質變性細胞、異常分裂細胞的情況，結果發現薏仁對癌細胞有抑制作用。現代研究證明，薏仁抗癌的有效成分為薏苡仁酯（coixenolide）和薏苡仁內酯（薏苡素，coixol）。本品並能增強激素調節功能和促進免疫系統與酶系統功能，對細胞免疫、體液免疫有促進作用。薏苡仁有抗腫瘤及增強免疫功能雙重作用，其最大功效是抑制癌細胞異常繁殖，通過促進新陳代謝來改善體質。

薏仁為廣譜防癌抗癌藥，主要適用於肺癌、食管癌、胃癌、肺癌、宮頸癌、膀胱癌及惡性網膜細胞增多等症。也可用於癌手術後，以防轉移，或與放療、化療併用，既

可補充營養，又有預防之功效。

白果具有補肺、健脾、益腎、排毒作用，古代《本草》則有用於消瘤之記載。故薏仁與白果聯合應用，既對治療有輔助作用，又可以補充營養，改善機體功能，增強體質，提高癌症患者的康復效果。

白果桃仁茶

【原料】桃仁 12 g，杏仁 12 g，白果 10 枚。

【製法】將白果去殼，與桃仁、杏仁同水煎。溫服。

【功效】止咳平喘。適用於咳嗽氣喘，胸膈滿悶。

白果紅棗龍眼茶

【原料】白果仁 5 枚，龍眼肉 5 枚，紅棗 7 枚。

【製法】三味加適量水同煎。早晨空腹服。

【功效】補益肝腎。用於頭暈目眩。

白果蘿蔔細辛茶

【原料】白蘿蔔 100 g，細辛 3 g，白果 12 g。

【製法】將蘿蔔洗淨切塊，白果打碎，與細辛同煎，去渣。每日服 2 次。

【功效】抗炎，抑菌。用於慢性鼻炎。

白蘿蔔降氣、祛痰、消食、行滯、止血、抗菌、抗病毒，用於支氣管炎、咳嗽等；細辛祛風散寒，通竅止痛、溫肺化飲，可用於風寒感冒、鼻淵、鼻塞等。藥理試驗表明，細辛有解熱、抗炎和抑菌作用，研末外用吹鼻可治過敏性鼻炎；白果對白喉桿菌、傷寒桿菌、炭疽桿菌、鏈球

菌、枯草桿菌等多種致病菌有不同程度的抑制作用。三味合用可共奏本品抑菌和抗炎的效果。

【注意事項】

（1）白蘿蔔與胡蘿蔔相剋，同食維生素 C 會被胡蘿蔔所含維生素分解酶所破壞。

（2）蘿蔔與橘子同食會誘發甲狀腺腫大。

白果車前米根茶

【原料】米仁根 30 g，白果 9 g，車前草 30 g。

【製作】米仁根洗淨，白果打碎，與車前草同煎。

【功效】適用於濕熱白帶。

白果榴皮茶

【原料】白果、椿根白皮各 12 g，石榴皮 15 g。

【製法】將白果打碎，與石榴皮、椿根白皮同水煎。

【功效】止帶。用於白帶過多。

《本草綱目》曰，椿根白皮有治赤白帶、白濁，縮小便作用；石榴皮能澀腸止瀉，用於久瀉、白帶過多等。與白果配伍使用可加強治帶效果。

雙白百部茶

【原料】十大功勞 30 g，白果 10 g，百部 10 g，白及 15 g，冰糖 10 g。

【製法】上藥加水 500 ml，共煎，沸後 30 分鐘，取煎液。

【功效】抗癆止咳，平喘止血。用於肺結核，適於乾

咳、氣急、盜汗、午後低熱或咯血等症。各型肺結核均可使用，長期服用無副作用。

白果地丁茶

【原料】白果、地丁、銀花各 30 g，桔梗 9 g，知母 3 g，甘草 6 g。

【製法】將諸味加水適量煎煮，去渣，取汁。

【功效】清熱瀉火，涼血解毒，消腫排膿。用於唇疔、鎖口疔，均獲明顯效果。

銀杏丹參茶

【原料】銀杏葉、丹參、瓜蔞各 15 g，薤白 12 g，鬱金 10 g，甘草 5 g。

【製法】將以上六味，放入沙鍋內，加水，文火煎煮 1 小時。去渣取汁，飲用。

【功效】益心血，解鬱。對心絞痛有輔助治療作用。

白果人參茶

【原料】白果 7 枚，人參 5 g，冰糖適量。

【製法】將三味，加水適量，用文火慢煮。

【功效】益氣縮水。用於尿失禁、遺尿兼有頭暈氣短、神疲乏力患者。

【注意事項】

（1）一般認為，服用人參不能吃蘿蔔，但也有人認為服人參可以吃蘿蔔，其實例也不少，如宋代《三因極一病證方論》有一張叫玉屑膏的方子，用黃芪、人參等分，研

為細末；另取大蘿蔔切作一指厚的片，用蜜醃，然後炙乾，再蜜醃再炙熟，然後蘸人參黃芪粉末吃下，治療尿血、五淋砂石疼痛不可忍。又如，宋代《太平惠民和劑局方》一書中有紫蘇子散，以蘿蔔子與人參同用，更證實人參可與蘿蔔同吃。再如，吳興和等（1994 年），研究證實，蘿蔔並不拮抗人參的補益作用，並能明顯提高小鼠的抗疲勞、抗缺氧及應激能力。

（2）服人參量不能過大，時間不宜過長。量過大，時間過長，則會導致興奮，血壓升高、失眠、腹瀉和水腫等。

（3）體質強實，邪盛正不虛，則不宜用人參進補。

（4）感冒初起，心情惱怒，食積脹痛之時，不宜服人參。

（5）兒童不宜服用人參。

白仙茶

【原料】白果 10 枚，仙鶴草 30 g，貫眾 15 g。

【製法】三味共煎汁，去渣。

【功效】清熱解毒，收斂止帶。用於濕熱帶下。

黑豆白果茶

【原料】黑豆 50 g，白果仁 7 枚，黃酒適量。

【製法】將黑豆與白果仁洗淨，用文火煮爛，然後再加入黃酒煮 7～10 分鐘。

【功效】溫中祛濕，收斂止帶。用於孕婦白帶如崩、腰膝酸痛等。

二果桑皮茶

【原料】白果 12 枚，羅漢果 1 枚，甜杏仁 3 g，桑白皮 24 g，瘦豬肉 100 g。

【製法】

（1）白果去殼，共五味洗淨，用紗布包好，備用。

（2）將包好原料放入沙鍋內，加水煎 1 小時，揀出藥袋，即可飲用。

【功效】滋陰清肺，止咳定喘。適用肺熱型實喘，症見咳嗽氣喘，痰白易咯，午後身熱等。

銀川紅花茶

【原料】銀杏葉 9 g，紅花、川芎、葛根各 6 g。

【製法】上藥共水煎，去渣。

【功效】活血化瘀，行氣止痛。用於心絞痛。

銀丹瓜蔞茶

【原料】銀杏葉、丹參、瓜蔞各 15 g，薤白 12 g，鬱金 10 g，甘草 5 g。

【製法】將以上六味，放入沙鍋內，加水文火煎煮 1 小時。

【功效】益心血，解鬱。適用於心絞痛。

遏水至奇茶

【原料】白果 20 枚，人參 9 g，蓮子 9 g，茯苓 9 g，甘草 3 g，車前子 15 g，肉桂 1 g，王不留行 9 g。

【製法】水煎取汁，去渣。

【功效】用於小便閉塞不通，1 劑即如注。此方為古傳秘方，原載於《石室秘錄》，曰：「本方之奇妙，全在於人參，其次則用肉桂三分。益膀胱，必得氣化而始出。氣化者何也？心包絡之氣也。膀胱必得心包絡之氣下行，而水路能出。尤妙用白果二十枚，人參不認此意，白果通任督之脈，又走膀胱引參桂之氣，直奔於膀胱之中，而車前子、王不留行盡是通泄之物，各隨之趨出於陰氣之口也。」

四根白果茶

【原料】白果 7 枚，楤木、菝葜各 30 g，山果紅根、三百草根、飛麻根、黃花地丁根各 50 g。

【製法】上味，共煎汁，每日 1 劑，7 日為 1 個療程。隨證加減。

【功效】用於乳糜尿。

據《江蘇中醫》（1992 年）載，用本方治 32 例，臨床症狀消失 27 例，好轉 3 例，無效 2 例，總有效達 93.7%。

健脾固腎茶

【原料】黃芪、山藥、蓮子各 30 g，黨參、熟地、金櫻子、菟絲子各 15 g，白果、白朮、杜仲各 10 g，偏腎陽虛去熟地，加肉桂 6 g。

【製法】上藥，共煎，去渣。

【功效】健脾固腎，適用於脾腎兩虛型乳糜尿。

據楊承先介紹，用本方治療 64 例，飲用 10～30 劑後，症狀、體征完全緩解，乳糜尿定性轉陰者 48 例，症狀體徵

改善者 10 例，無明顯效果者 10 例，總有效率為 93%。

白果茶

【原料】白果 60 g。

【製法】將白果搗碎，加水 500 ml，文火煎至 300 ml 即可。分早、晚兩次服，上藥連煮 3 次，服 3 日。

【功效】祛風止痛。用於神經性頭痛。

張魁生用方治療 10 例，均痊癒。大多數服 1 劑見效。

另有用方治療 27 例，服 1～3 劑，治癒 23 例，好轉 3 例，無效 1 例，總有效率為 96.3%。

白果川芎茶

【原料】白果 5 枚，川芎 3 g，茶葉 8 g，蔥頭 3 枚。

【製法】將白果打碎，與川芎、茶葉、蔥頭加水同煎。

【功效】活血通絡，祛風止痛。適用於偏頭痛。

白果麻黃茶

【原料】白果、麻黃各 10～30 g（根據病情輕重加減），杏仁 10 g，生甘草 6～10 g。

【製法】上藥均生用，水煎。

【功效】降肺氣，疏鬱血，止咯血。用於支氣管擴張咯血。

孫遜等，用本方治療，獲得了滿意效果。

（三）銀杏葉茶

銀杏葉綠茶

中國銀杏葉茶廠最多發展有近 100 家，而主要分布在山東、河南、湖南、浙江、安徽等省。從 1996 起，衛生部批准的銀杏保健茶有：銀杏健身茶、銀杏神茶、常健銀杏茶、佛樂銀杏葉茶、億陽銀杏葉茶、耕不盡銀杏葉沖劑、活化石牌銀杏葉茶、華凱銀杏茶、新星銀杏葉保健茶、天宇銀杏葉保健茶和石人山速溶銀杏葉茶等。由省市（縣）批准的銀杏保健，安徽省有：雲納思珍品銀杏袋泡茶、天方銀杏袋泡茶、天方銀杏茶、齊頭山銀杏茶、明珍堂銀杏茶和偉磊銀杏茶等。

從目前看，很多茶廠規模小，不能形成商品生產，且多採用茶葉綠茶的製法，苦澀味較重，色澤口感較差，出現產品滯銷情況，亟待研究改進，提高產品質量，降低價格，以振興銀杏茶產業，使其成為 21 世紀人類健康的最佳純天然綠色飲品之一。

銀杏茶的制茶工藝和茶葉的製茶工藝有相似之處，但也不盡相同。這是因為銀杏樹葉的大小、形狀、質地以及所含成分，與茶樹的樹葉不同，因而所採取的殺青、揉捻、烘炒等工藝也應有所區別。在借鑒茶葉綠茶製茶工藝的基礎上，不斷改進、創新，逐漸形成反映銀杏茶特點的新工藝和新方法。現就目前有關廠家試行的生產工藝與技術擇要介紹如下。

【工藝流程】

鮮葉→沖洗→晾乾→原料處理→殺青→攤晾→揉捻→解塊篩分→烘二青→炒三青（初炒、復炒）→滾沙（烘乾和炒乾）→攤晾→成品包裝

【操作要點】

（1）沖洗

新鮮芽葉在炒製前放入水泥池中，用水沖洗，撈出芽葉脫去表面水分，攤開晾乾。

（2）原料處理

銀杏葉葉形大，殺青不透，搓揉困難，葉底不美觀；葉柄太長，纖維含量高，質硬。葉柄與葉一起殺青，往往不能殺透，而葉已呈焦狀。所以在炒製前，要將葉切成或撕成 0.5～1.0 cm 寬度的長條，葉柄要掐去一段，保留 1.0 cm 長的一段。最好在採葉時，在葉柄 1.0 cm 長處掐斷，摘下葉。

（3）殺青

為綠茶製造的第一道工序，也是形成和提高綠茶品質的關鍵工序。殺青可以破壞鮮葉酶的活性，避免芽葉中多酚類化合物氧化，使葉變紅，從而保持綠茶的翠綠特色；同時蒸發部分水分，使葉質軟化，柔韌，便於揉捻，並使青草氣揮發，減少綠茶的苦澀味，增加醇厚滋味。

殺青的效果與殺青的技術因素密切相關。技術因素包括殺青鍋溫、投葉量、殺青時間、殺青方法（包括應用的機具）等。這些因素互相制約、互相促進，都關係到殺青質量和產品的品質。

（4）鍋溫

茶葉殺青鍋溫一般為 260～320℃，而銀杏葉質較薄、含水量高在這種鍋溫下，失水過快，芽葉極易成團，同時易產生焦葉、焦邊，成品的煙焦味重，而且翻炒不及時，造成殺青不勻，有焦葉，還有生葉、青葉。

據許慕農製作銀杏茶的經驗，以 120℃ 左右的鍋溫，鮮葉入鍋後產生芝麻爆裂的噼啪聲，並有水汽逸出，為最適宜的溫度。如果鮮芽葉入鍋，沒有噼啪響聲和水汽，說明鍋溫不到 100℃ 以上，而且鍋面受熱區太小，不均衡。茶葉殺青鍋溫的「高溫殺青，先高後低」的原則，也適用於銀杏茶。因為高溫才能達到鈍化酶的活性，但是整個殺青過程的鍋溫都是高的，則妨礙翻炒和抖散的速度。因此要求：鍋溫高，多抖少悶；鍋溫低，多悶少抖。悶到葉燙手，抖到葉粘手為止。

茶學家們研究，茶葉中霉的活性開始是隨著溫度的升高而增強，葉溫為 40～45℃ 時，酶的活性最劇烈，溫度繼續升高，葉中酶的活性就開始鈍化，葉面溫度達到 70℃ 以上時，酶的活性便遭到破壞，有效地防止紅梗和紅葉的產生。但鈍化銀杏葉酶的活性溫度，尚待試驗研究。

（5）投葉量

用鍋手工殺青每鍋每次投葉量 0.5～1.0 kg 鮮葉，用雙鍋機械手殺青，可投入 2.5～5.0 kg 鮮葉。投葉量多少與操作者的炒茶經驗和技術有關。銀杏葉的葉面積比茶樹葉大，即使撕裂成條狀或切成條狀，由於保健茶廠的工作人員都是新手，缺乏製茶的實踐經驗，往往投葉量太大，翻抖不徹底，與熱鍋面接觸不勻或接觸時間太短，因而殺青

不勻、不透，既有青草氣味，又有煙焦味，還有紅梗和紅葉，所以投葉量不能太大。

嫩葉的投葉量可適當加大，老葉的投葉量則相應地減少。

（6）殺青時間

殺青時間過長，殺青葉失水過多，葉質發硬，不利於做形；殺青時間過短，鮮葉內茶多酚、蛋白質等成分水解轉化不充分，成品青澀味重。殺青時間的長短，還受鍋溫、原料特性、投葉量和殺青方法（包括殺青機具）等因子的制約。

一般來講，殺青時間短，使水分適當少蒸發叫做嫩殺；殺青時間長，使鮮葉的水分蒸發較多叫做老殺。嫩葉含水量多，酶的活性強，葉的韌性大，黏性重，適當老殺有利於提高成品的質量；老葉含水分少，酶的活性低，適當輕殺有利於形成條索，減少碎末茶。所以殺青太嫩，經揉捻後碎末多，不易做成條索，煙焦味重。殺青程度適宜，目前還靠感覺來判斷，即殺青葉能用手搓成團，稍有彈性，嫩梗不易折斷，色澤墨綠或褐綠色，葉面無光澤，葉的質量減少 35%～40%時，為殺青適度。

殺青時間的長短一般掌握在 8～10 分鐘，主要是看是否殺得透，即殺青葉都已變色、萎蔫，呈水濕狀；再就是看是否殺得勻，即所有的殺青葉都是同一形態，同一顏色。達到這兩個要求即可出鍋了。

（7）殺青方法

茶葉採用「抖悶結合，多抖少悶」的殺青方法，而銀杏茶稍有不同，鮮青入鍋後，掌握「先悶後翻，抖翻結

合，多抖少悶」的方法。當鍋溫達到殺青的要求時，倒入殺青鮮葉，發出噼啪的爆裂聲，蓋上鍋蓋，停 1 分鐘揭開鍋蓋，有輕微水汽上升，即一邊翻抖，一邊用手輕輕地把鮮葉壓在鍋面上，如此反覆做下去，直到噼啪響聲接連不斷，有水汽逸出，輕輕翻炒，當噼啪聲逐漸輕微以至停止，即大把翻抖，要求翻得勻，抖得散，抖時將加工葉向鍋的上邊高高揚起，使水汽散失，青草氣揮發，清香氣撲鼻，但是要防止因翻抖不勻，加工葉成堆，捂成黃色。

鮮葉初入鍋，蓋上鍋蓋是讓受熱的鮮葉揮發出熱蒸汽，在葉層中短時間停留，迅速提高葉溫，破壞葉中酶的活性，促進有關物質的水解和轉化，達到悶的目的，避免產生紅梗和紅葉，但是悶的時間過長，芽葉易黃熟，並拌有水悶氣味，也降低了產品的品質。

手工操作時，很多新手不會用手抓原料翻抖，怕燙手，只抓局部地方的原料，因而翻不勻，抖不散，揚不起，殺青不透、不勻。可以暫時用木鏟（中間有 3～4 條指狀叉齒）或細竹絲帚把代替手，進行翻動和抖揚。鍋溫先高後低，當原料經過不斷翻炒和抖揚，葉色逐漸變為黑綠色，葉質柔軟時，鍋溫就要逐漸低下來，但是仍繼續不停地翻炒和抖揚，葉子無異色，也無青草氣味時，即可出鍋，攤晾，整個過程需時 8～10 分鐘（由葉質厚薄和老嫩而定）。

葉老而硬，可適當增加悶、炒的時間和次數；細嫩而軟或是含水高的原料，適當增加抖炒的時間和次數。

殺青鍋要每天清洗，洗去鍋面上的茶膠，如果用濕度較大的鮮原料殺青，鍋面上的茶膠更多，需要上下午作業

前各洗一次。茶膠遺留在鍋面，鍋溫過高，黏性大，茶膠及被黏住的葉片易被燒焦，產生焦煙味，不僅降低產品的品質，破壞產品的色、香、味，而且產生致癌物質 3，4－苯併比。洗過鍋後，在鍋面乾燥無水時，鮮原料未入鍋前，用專用的炒茶油將鍋面塗抹一遍，以增加鍋面的潤滑度，減少茶膠產生。

使用滾筒式殺青機的筒體、蒸汽殺青的網帶和往復多槽式扁茶整形機的長槽形鍋也要按要求經常清洗。

（8）攤晾

從殺青鍋中取出已殺青的原料，需要攤晾降溫。嫩葉的纖維素含量低，可塑性好，可溶性果膠含量高，易於做形，攤放時間可適當放長些。老葉葉質硬，角度層厚，纖維含量較高，不容易做成條索，攤放時間可稍短些。不過手工用鍋殺青，每鍋葉量少，要出鍋時葉溫已開始下降，出鍋後，葉溫已接近常溫，就不再攤晾了。用殺青機殺青，因為鍋溫高，葉量大，出鍋後仍要攤晾。

（9）揉捻

揉捻的目的是將殺青葉搓成長條，為成品外形美觀打下基礎，以利乾燥成形，同時適當揉破葉子的細胞組織，促使部分多酚類化合物發生霉性氧化，減少苦澀味，產生良好的香氣。

揉捻有冷揉與熱揉兩種。冷揉是指殺青經過攤晾再進行的揉捻，嫩葉宜用冷揉，因為嫩葉纖維含量低，韌性大，角質層薄，水溶性果膠含量高，容易揉捻成條索，熱揉適用於老葉，在殺青後不經過攤晾，直接進行揉捻，因為老葉纖維含量高，葉質粗硬，不易揉捻成條索，葉子殺

青受熱後，葉質變軟，有利於揉緊，並成為條索，減少碎末產生。

　　手工揉捻在 70～80℃的鍋中進行，一邊搓揉，一邊拋抖，直至全部殺青過的葉子都被搓揉成條，並呈捲曲狀，如葉面溫度過高，可降低鍋溫。有些保健茶廠的操作人員怕燙手，只翻炒，不揉捻，造成揉捻不勻，因此會降低茶湯的滋味。有的人揉捻時手勁太大，將葉汁揉出，滴露在外，造成成品的茶湯滋味苦澀。因此，在所有嫩葉揉捻過程中，要輕揉，只達到造形的要求，輕微揉出葉汁，但是要揉捻普遍均勻，不能漏揉。

　　用揉捻機揉捻，產量不大的可採用 6CR–40 型或 6CR–45 型揉捻機，投葉量 10 kg 或 15 kg；產量大的採用 6CR–55 揉捻機，投葉量 35 kg 或 65 kg。嫩葉揉捻時間為 20～25 分鐘，老葉揉捻時間延長，但不超過 50 分鐘。揉捻時有時加壓，有時放開，不加壓，掌握「輕—重—輕」和「嫩葉輕壓，老葉重壓」的原則，即揉捻開始 5 分鐘之內，採用空壓或鬆壓，以後 24 分鐘內或 38 分鐘內採用加壓，最後 1 分鐘或 2 分鐘採用空壓或鬆壓。

　　可以根據揉捻葉的成條率、細胞破碎率＊和均勻度三個因子來確定揉捻程度的標準。茶樹茶高檔綠茶的成條率在 85%以上，細胞破碎率為 45%左右；中檔綠茶的成條率在 70%以上，細胞破碎率為 55%左右；低檔綠茶的成條率為 60%左右，細胞破碎率為 65%左右。綠茶型銀杏茶的檔次尚無明文規定。破碎率太高（超過 70%），成品斷碎茶多，茶湯混濁，不耐沖泡，不醇厚。破碎率低於 40%，條索不緊結，茶湯茶薄，也不醇厚。

（10）解塊篩分

揉捻後的殺青葉含水量太高，常結成團塊，不易分散，為進行下一步工序造成很多麻煩，必須通過解塊篩分機將團塊打散，經過篩分出長條形芽葉和碎芽葉，分別轉入烘（滾）二青工序。

（11）烘二青

揉捻後的芽葉或經解塊篩分機處理的芽葉，含水量仍然高達 60%左右，如果用它直接上鍋炒乾或滾筒烘乾機機滾乾，易在機內結成團塊，茶汁粘在鍋壁成為鍋焦，產生煙焦味或水悶味，降低產品質量。因此必須經過烘二青階段，才能復炒。

烘二青是綠茶乾燥工序中的第一階段，要蒸發掉葉中 20%以上的水分，減少其黏性，提高葉的可塑性。烘二青的方法有二：一是用自動烘乾機或手拉百葉烘乾機烘二青，熱風溫度掌握在 115～120℃，烘 10 分鐘左右，攤葉厚度 1～2 cm。二是用瓶式炒乾機或是滾筒殺青機滾烘二青，筒溫 70～80℃，需時 25 分鐘左右。

二青葉的適度標準：減重率 30%左右，含水量 35%～40%，手握芽葉感覺有彈性，不鬆散，葉質軟，黏性少，葉色綠，無煙焦味和水悶味。

（12）炒三青

炒三青是綠茶乾燥中最後一道工序。對於銀杏茶來說，此道工序至關重要。分初炒和復炒兩個階段。第一次炒三青稱初炒，此時芽葉含水量仍較高，手工操作的鍋溫為 70～100℃，需時 30～40 分鐘。初炒後減重 30%左右，含水量 20%～25%，攤晾 20～30 分鐘，使葉「回潮」轉

軟，便於造形，手摸芽葉有柔軟感為適度。用 5 號篩進行篩分，篩面茶進行復炒。篩底茶滾烘至足乾。第二次炒稱復炒，鍋溫 60～80℃，需時 40～60 分鐘，炒至九成乾左右，含水量 12%左右，出鍋攤晾。

（13）滾炒

每次投葉量 30 kg，在瓶式炒乾機（型號 6CPC–100）中滾炒，時間 40～60 分鐘，出葉時含水量為 5%，即為成品。茶碎率很低，一般只有 4%左右，而且條索緊結、清晰。

對於銀杏葉茶的綠茶來說，烘二青、炒三青和復炒（滾炒）是產品造形、增加色彩和提高口感的重要工藝流程，但是很多銀杏葉茶廠都不夠重視，特別是手工操作和低級制茶機械的保健茶廠，往往揉捻後即上鍋乾燥，過程太短。

【功效】飲用本品具有延緩細胞老化，抗衰老，防治中老年常見腦部功能障礙引起的疾病。

同濟醫科大學朱清華教授用美國黑腹果蠅，在含有 45%銀杏葉保健茶湯的培養基上，每 3 日換 1 次培養基，一直至自然死亡。平均壽命（62.72＋4.35）天；自來水培養培養基做對照，平均壽命只有（50.32＋3.40）天，兩組差異顯著（P＜0.01），顯示銀杏葉保健茶具有抗衰老和延長壽命的作用。

鮮銀杏葉茶

【原料】鮮銀杏葉適量。

【製法】銀杏葉洗淨，陰乾，去梗，搗碎，用雙層紗布包好，用沸水浸泡，溫服。每日用量每 1 kg 體重 0.125 g。

【功效】用於小兒腹瀉，總有效率達 96%。

銀杏葉水煎液對金黃色葡萄球菌、痢疾桿菌及綠膿桿菌均有制抑作用。銀杏葉提取物能對抗磷酸組織胺、乙醯膽鹼及氯化鈉對於豚鼠離體回腸的致痙作用，並對豚鼠離體腸管有解痙作用。本飲品除有較好的止瀉作用外，止吐的作用亦十分顯著，這可能與上述藥理有關。

據《健康與食物》介紹：銀杏葉茶 5 g，放入保溫杯內，用開水沖泡，代茶飲，可用於冠狀動脈粥樣硬化性心臟病，心絞痛，血清膽固醇增高症，痢疾，腸炎等。

另有一腦損傷後遺症患者，頭部形成 1 個 3 cm 小腫塊，經常頭痛，服藥 1 年仍未見效，後改服銀杏茶，服 1 年後，腫塊消失，頭痛也好了。

銀杏葉松針茶

【原料】銀杏乾葉 5～9 g 或鮮葉 15～25 g，松針用量與銀杏葉相同。

松針用於保健和藥用的目前已知有 48 種，其中常見的有：馬尾松、黃山松、雪松、金錢松、黑松、油松、赤松、雲南松、羅漢松、白皮松、紅松、樟子松、濕地松等。松針以選用開花結果樹松針為好，用鮮松針或乾松針均可。

【製法】松針鮮葉洗淨備用。松針是油性植物，容易沾染污垢，用洗滌劑洗或用毛刷刷洗。

銀杏松針茶有煎煮和沖泡 2 種製法，煎煮法先將洗淨銀杏葉與剪成段的松針一起放入沙鍋或不鏽鋼器皿中，加水 600 ml，煮到 300 ml，一般為 10～15 分鐘。沖泡法是將洗淨銀杏葉與剪成段的松針，放入大口熱水瓶裡用開水沖

泡，燜 30 分鐘即可飲用。一般可煮泡數次，每次口感和成分都不同。

　　松針澀味較重，特別是油松。為了減少松針澀味，可多煮一些時間，一般煮 20 分鐘即可。或者將松針洗後在清水裡多浸泡些時間，也可去澀。如果銀杏松針茶加入適量檸檬、蜂蜜、玫瑰花、茉莉花、麥芽糖等調味劑，口感更好。

　　【功效】擴張血管，加速血液循環。對高血壓、高血脂、冠心病有輔助治療作用。

　　松針，味苦，無毒，藥性溫和。松針提取物中含有植物酵素、植物纖維、生長激素、蛋白質、不飽和脂肪酸、多種氨基酸、多種微量元素，每 1000 g 松針粉（以馬尾松為例），含 β – 胡蘿蔔素 88.6～250 mg、維生素 B13.8 mg、維生素 C522～641 mg、維生素 E 2000 mg、葉綠素1349 mg。

　　松針還含多種水溶性黃酮，其中包括在人體內活性極強，生物作用價值極高的前花青素以及兒茶素等。松針中另一種主要成分為精油，俗稱松針精油。這種油類富含不飽和脂肪，是「溶化」膽固醇、清除血管中雜質的重要成分。

　　現代研究證明，松針提取物可用於擴張動脈血管，增進血管彈性，清除體內多餘膽固醇，降低血液粘度，加速血液循環，特別是毛細血管的血液循環，改善毛細血管功能，增加紅細胞攜氧能力，防止皮膚老化，減少斑點，提高免疫力，增加荷爾蒙的分泌，強精，防止器官老化。

　　松針提取物據目前所知可以預防和治療動脈硬化症、高血壓、高血脂症、高粘血症、糖尿病、冠心病、心絞痛、心律失常、腦梗塞、腦動脈硬化症、老年痴呆、突發性耳聾等疾病。此外，松針提取物有排除體內尼古丁的特

殊功能，戒煙效果明顯，並有治療關節痛、腳氣、風瘡、痛風、風牙腫痛、大風惡瘡、陰囊濕癢等功能。

　　銀杏葉與松針均含有黃酮等有效成分和豐富營養成分，兩者配合整體作用更強，對治療和預防心腦血管疾病效果更佳，對延緩衰老、美容、改善生理功能也有明顯效果。長期飲用對強健身體非常有益。

銀杏葉茶

　　【原料】綠茶 72 g，銀杏葉提取物 25 g，甜菊糖 5 g。

　　【製法】將銀杏葉提取物和甜菊糖溶解在 50% 藥用乙醇中，用噴霧器將乙醇溶液均勻噴灑到茶葉中，在 50℃ 以下溫度烘乾，本配方中，茶葉量可在 70%～98%、銀杏葉提取物可在 25%～0.1%、甜菊糖 5%～1.5% 範圍內變動，可保持茶葉的色香味。

　　【功效】常飲本品對心腦血管疾病有預防作用。

(四)銀杏葉袋泡茶

銀杏葉複合袋泡茶

　　【原料】銀杏葉成品茶，陳皮，菊花，山楂。

　　【工藝流程】

銀杏葉成品茶→破碎→篩分→烘乾殺菌 ┐

　　　　　　　　　　　　　　　　混合均勻→包裝

藥物原料（陳皮、菊花、山楂）→挑
選→分別破碎→篩分→烘乾殺菌

【操作要點】

原料　無論銀杏葉成品茶單味，還是複合袋泡茶，原料茶都必須是優質的炒製綠茶。色、香、味俱佳，有銀杏茶的顯明特徵，無異味；其他藥料要求乾燥、無霉變、無異味。

篩分　要求原料的顆粒度控制在 18～28 目，原料容重一般不得低於 0.32 g / ml。

乾燥殺菌　烘乾殺菌不徹底，容易霉變和細菌超標，影響茶的保存期。

包裝　用濾紙袋，或內用濾紙袋，外用鋁鉑袋包裝，濾袋、提緘、吊牌均要清潔、無污染，質量符合標準，濾袋封口牢固，茶包不破不漏。

標籤　一小包重量一般為 1.5～2.5 g。以 20、30，也可40、50 小包為一大包。保健功能要符合要求。

倉儲和運輸　運輸包裝材料無毒、無異味，儲運要通風、乾燥等。

【功效】本品營養豐富，具有良好的保健功能。

銀杏葉有擴張血管，改善微循環，增加血流量，對心腦血管疾病有獨特療效；山楂具有強心、抗心律不整、擴張冠狀血管，增加血流，降血脂、膽固醇、降血壓作用；菊花藥理試驗證明，有降壓，耐缺氧作用，臨床報導菊花可用於冠心病、高血壓；陳皮中的維生素 C、胡蘿蔔素、橙皮苷和揮發油含量較高，具有調節血脂，擴張冠狀動脈，降低毛細管脆性，對心血管病症患者症狀有改善作用；綠茶能助消化、利尿、排毒，清除自由基，阻斷 N-亞硝基化合物的形成，抑制脂質過氧化酶活性，從而阻止

了脂質過氧化作用，免受自由基對機體的損害，綠茶中多糖具有降低血脂和血糖作用。因此，常飲本品對心腦血管疾病有預防和輔助治療作用，並有提高免疫能力，延緩衰老的功效。

銀杏葉袋泡茶

【原料】銀杏葉提取物 5～50 mg，綠茶粉 2 g。

【製法】將銀杏葉提取物與綠茶粉混合製成袋泡茶。本品飲用時，浸泡在 150 ml 90℃熱水即可。

【功效】此茶可預防腦中風和老年性痴呆。

銀杏葉保健茶

【原料】茶葉 2 g，銀杏葉提取液 1～3 ml。

【製法】將銀杏葉加水浸泡 1.5～2.5 小時，煮沸 10～20 分鐘，濃縮濾液，冷卻，過濾，清液用 1～3 倍量 95% 乙醇萃取，回收溶液後得提取液。用沖泡紙吸附提取液，於 35～37℃烘乾，煎碎，與茶葉混合，製成袋泡茶。

【功效】對心腦血管疾病有預防治療作用。

銀杏葉葛根袋泡茶

【原料】綠茶 110 kg，銀杏葉提取物 1.45 kg，葛根提取物 1.45 kg。

【製法】葛根提取物的提取：選優質葛根，去雜，清洗。清洗時在水中浸泡時間不要超過 30 分鐘，碾軋擠壓，破裂，加倍水量，在 90～95℃加熱，浸提 1 小時，濾過後，把冷卻的提取液按樹脂：提取液 ＝ 1：40 的量由大孔

樹脂，以吸附葛根素、黃豆苷等有效成分，去除澱粉等物質，然後用 50%乙醇溶液洗脫樹脂吸附的有效物質，收集葛根素及黃豆苷等有效成分。將乙醇洗脫液進行真空濃縮，回收乙醇，濃縮液在 140～160℃噴霧乾燥，得黃色粉狀葛根提取物。

　　銀杏葉提取物的提取，可按本書第四章提取方法製備。

　　取綠茶 120 kg（其中炒青 96 kg，青茶 24 kg），將茶破碎，經由 10～80 目篩，得綠茶 110 kg。將兩種提取物溶解在配製好的溶液中（0.1 kg 食用醋精＋20 kg 食用酒精＋5 kg 蒸餾水），再將提取物溶液均勻噴灑到上述綠茶上，然後在滾鍋內炒 30 分鐘，溫度控制在約 50℃，成品茶的水分為 6%～8%。每包袋泡茶 2 g，每克含提取物 25 mg。

　　【功效】本品對中老年人心腦血管功能障礙有預防治療作用。

三、銀杏保健酒

　　銀杏酒是以銀杏種仁和銀杏葉為主要原料釀製和配製而成的新型保健酒。

銀杏釀製酒

　　目前生產銀杏酒的廠家雖然風格各不相同，但主要可歸為兩大類：一類是利用酵母菌的酒精發酵生產；另一類是採用科學方法調製而成。

　　酒精發酵是相當複雜的生物化學現象，有許多反應過

程和途徑，涉及不少中間產物，而且需要一系列酶的作用。

銀杏種仁含有大量的澱粉，在澱粉酶等條件的作用下，可逐級降解最後轉化為基本組成單元——葡萄糖。葡萄糖在酵母菌的作用下，經酒精發酵，生成酒精（乙醇）和二氧化碳等。

絕大多數果子酒採用液體發酵，在發酵池或罐或缸中，開放式或密封條件下，在果汁（或經破碎的果肉）中加入酵母菌直接發酵而成。由於銀杏種仁富含澱粉，必須使之降解成葡萄糖後才能進行酒精發酵過程，不能直接進行發酵成酒。所以，釀造工藝與一般的果酒生產迥然不同，通常採用固體發酵方法（這與白酒生產相同）。

【原料】白果。

【工藝流程】

白果原料洗淨→脫殼→破碎→加入適當填充劑（大多加入穀糠）→均勻混合併入甑內蒸熟→散熱冷涼→加入4%酒曲→裝入地窖發酵池→密封發酵→蒸餾→貯存→調配勾兌→裝瓶→貼標

【操作要點】

洗淨、脫殼、破碎　白果酒的釀製採用固體發酵方法，有澱粉降解，即「糖化」的過程，所以在洗淨、脫殼後，需進行破碎，要求粒度均勻。破碎的目的有利於「糖化」過程的進行，同時也為發酵時原料基質能與酵母菌（酒曲）充分接觸，利於酒的轉化。

加入穀糠、蒸熟　加入適合而恰當量的填充劑（通常用穀糠，使用前大多經過蒸汽蒸薰去除雜味）這是固體發

酵必不可少的環節，要求充分混合均勻，易於蒸透，完全蒸熟，完成「糖化」需要。採用蒸汽蒸煮。一般在甑內進行。

　　加入酒曲，入池發酵　蒸熟後即可取出散冷。等溫度下降後加入酒曲。酒曲的種類和質量對酒的風格、產品質量影響很大。一般要求菌種複雜、產酒高、質量好、含多種酶體系。加入的酒曲量在 4% 左右。拌好酒曲後即可入池發酵。一般以泥窖為好，容易散熱，且窖香足。一般採用密封發酵，要控制好溫度，要求保持在 30℃ 以下。這樣既有利於酵母菌的繁殖，又有利於發酵過程的順利進行。

　　蒸餾發酵結束後即可出池（或出窖）蒸酒，蒸餾出乙醇、水、各類有機酸、醇、酯、其他芳香成分等。然後貯存（陳釀）一段時間，有利於物質的進一步轉化、酒體協調、醇和、豐滿。

　　調配、勾兌　請有經驗的評酒人員和有關專家評償，並結合現代分析技術測定，再進行調配、勾兌。

　　【功效】益肺止咳、滋陰補腎。適量飲用對痰喘咳嗽、肺結核、老年哮喘患者尤為適宜。

銀杏配製酒

　　【原料】白果、白酒各適量。

　　配製酒製作的原理主要是利用白酒或酒精（食用型）這種有機溶劑萃取出銀杏種仁有效成分及其營養物質，然後再進行調配適宜飲用的酒。

　　【製法】白果洗淨、去殼、除去膜質內種皮與雜質，適當破碎。然後每千克低度白酒（或食用酒精）加經上述處理的白果仁 30～40 g，密封萃取 1 年。萃取結束後，除

去沉澱物，並過濾、澄清、調配勾兌、適當貯存，即可裝瓶，貼標出售。

【功效】白果酒味甜而醇和，具有白果特有的清香味。適量飲用對呼吸系統常見疾病有預防治療作用。

白果酒

【原料】白果 120 g，白酒適量。

【製法】白果去殼、去皮，洗淨，搗爛成泥狀，或乾燥研末。每取 6 g 白果仁泥或末，酒 1 杯沖服。

【功效】對乳癰潰爛有一定輔助治療作用。

長壽補酒

【原料】熟地黃 100 g，萬年青 150 g，黑芝麻 60 g，淮山藥 200 g，南燭子 30 g，花椒 30 g，白果 15 g，低度白酒 2000 ml。

【製法】上味共搗爛，用白布包好，放入酒中，7 日後，去渣。每日早、晚各服 1 次，每次空腹服 15 ml。

【功效】補肝腎，益精血，烏鬚髮。用於肝腎虧損，視力與聽力下降等。

三仁龍眼酒

【原料】龍眼肉，蓮子去心、松子仁、核桃仁、白果仁各 60 g，白酒 3000 ml。

【製法】將上味搗碎後，與白酒一起放入容器中，密封浸泡 15 天即成。每日 2 次，每次 1～2 杯，若不能飲白酒者，可改用黃酒 5000 ml 浸泡亦可，功效相同。

【功效】滋陰壯陽。適於男子身體羸弱，心悸納差，動則作喘，不耐疲勞，久而未育。

銀杏葉釀造酒

【原料】銀杏葉粉 100 g。

【製法】銀杏葉粉用 2000 ml 水加熱提取 1 小時，濾出提取液，濃縮乾燥，得提取物 17.2 g。在 15%葡萄糖水溶液中添加 1%銀杏葉提取物，用 1N 的 NaOH 溶液調節 pH 至 5～7。向此液中接種 2%單胞發酵菌，於 30℃發酵 3 天。發酵後用濾膜（0.45 mm）過濾發酵液，在 70℃水溶液中滅菌 10 分鐘，即成醇造酒。銀杏葉提取物也可用 50%乙醇水溶液在 80℃提取 1 小時獲得。在單胞發酵菌培養液中提取物（以固形物計）添加量為 0.05%～20%，最好在 0.5%～10%。

發酵液中的葡萄糖可用蔗糖、果糖等代替。發酵液中葡萄糖的濃度可控制在 5%～20%。發酵液中乙醇的生成量與添加的銀杏葉提取物的量有關，當銀杏葉水提取物添加量為 0.1%～0.5%時，在 30℃發酵 3 天，乙醇的生成量為 7.50%～7.93%；當銀杏葉的乙醇水溶液提取物添加量為 0.5%～10%時，在 30℃發酵 3 天，乙醇的生成量為 6.50%～7.23%。

本工藝發酵速度快，生產率高，所得釀造酒味道、香氣俱佳。如果在冷暗處陳化 3 個月，則酒香更濃。

【功效】長服此酒，具有擴張血管、改善記憶、消除疲勞的作用。

銀杏葉玉米酒

【原料】決明子 2k g、銀杏葉 2 kg、絞股藍 1 kg，玉米酒及食糖、檸檬酸適量。

【製法】先製備決明子提香液：將決明子炒至微焦，在 140℃烘焙 2 小時，然後加入 1500 ml 食用乙醇（95 度）浸泡 4 小時，濾出乙醇提香液。將濾液蒸餾，得蒸餾提香液。蒸餾後的殘渣用水加熱，微沸 2 小時，過濾得到水提香液。把濾渣混合到銀杏葉和絞股藍中，加熱煎煮 2 次，每次 2 小時。過濾後減壓濃縮濾液，得到混合浸膏。冷卻後在浸膏中加入上述合併的決明子提香液，接著加入 1500 ml 食用乙醇（95 度），過濾沉澱出的雜質，將濾液加入到 500 kg 玉米酒汁中，使酒色呈金黃色。接著加入 2.5 kg 食糖、0.5 kg 檸檬酸。再進行調味、勾兌、靜置，最後取上清液裝瓶，陳放 3 個月，即成香甜適中，色澤金黃的玉米銀杏酒。

【功效】具有活血化瘀，降低血脂的作用。對冠心病、高血壓、腦血栓、老年性痴呆及頭暈耳鳴均有預防作用。

本酒中銀杏葉提取物活血化瘀，改善血液循環，增加血液流量，降低血脂；決明子提取物有清肝明目作用，現代用於高血壓、高血脂症；絞股藍提取物功能清熱解毒，降低血脂、抗血小板凝聚，有明顯的鎮靜、催眠、鎮痛作用，並有抗癌防老之功效。故常飲本酒不但能降低血脂、降低血壓以及對心腦血管疾病的輔助治療外，而且營養保健價值也很高。

銀杏葉酒

【原料】優質米酒、糯米酒各適量，銀杏葉提取物（總黃酮≥24%，萜內脂≥6%），中藥調味劑（均屬藥食同用中藥材）適量。

【工藝流程】

銀杏葉提取物　中藥調味料

↓　　↙

優質米酒→調配 →貯存過濾→檢驗→包裝→成品

糯米酒、無菌水

【操作要點】

將淨選好的中藥材，根據配用量，按 5%的比例，分別稱取加入 28 度優質的米酒中浸漬，密封貯存。浸泡液每隔4～8 小時攪拌 1 次，3 天後，將藥殘渣進行壓榨，榨液與浸出液合併過濾，即得中藥材調味料。將井水先經活性炭柱吸附除雜，再經曲水管流入淨化器進行 2 次過濾備用。稱取的各種配料按一定程序加入酒中，並要攪拌均勻。過濾前貯存時間不宜過長，以免降低有效成分的含量，過濾介質以藻土與滑石粉按比例混勻使用。銀杏葉酒中銀杏葉提取物含量 1.25 mg / ml，即含黃酮 0.3 mg / ml。檢驗合格，包裝即為成品。

【功效】擴張心腦血管，增加心腦血管流量，改善心腦細胞代謝。用於心血淤阻型胸痹、缺血性中風。

李明球等用本酒和丹參酒對 133 例心腦血管疾病患者進行對比試驗，其中，胸痹患者 83 例，試驗組 59 例，服

銀杏葉酒後有效率為 91.5%；對照組服丹參酒 24 例，有效率為 66.7%，試驗組療效明顯高於對照組（P < 0.05）；腦中風患者 50 例，其中，試驗組 26 例，有效率為 96.1%，對照組 24 例，有效率 66.7%兩組差異顯著（P < 0.05）。

實驗組服用銀杏汁酒後，比對照組紅細胞、白細胞、血色素分別提高 5.55%、7.15%、5.56%，升高作用比較明顯（P < 0.05）。

免疫球蛋白，試驗組比對組分別提高 IgA 37.60%、IgG 17.20%、IgM 14.70%。

在限量（每日不超過 50 ml）內飲用銀杏葉汁酒對肝功能沒有影響。

銀杏葉啤酒

【原料】銀杏葉，酒花，麥汁。

【製法】在麥汁煮沸過程中添加 0.1 g / 100 ml 銀杏葉，這樣不僅可以代替部分酒花，而且可以利用銀杏葉中的多酚類物質在麥汁煮沸過程中除去大分子熱凝性蛋白質，改善麥汁中的成分，同時銀杏葉的有效成分也可在麥汁煮沸過程中部分浸出在麥汁中，黃酮類物質的含量達 40～100 mg / L。

麥汁煮沸 1 小時後，過濾取上清液，冷卻。將冷卻麥汁裝入三角瓶內，在 121℃條件下，滅菌 10 分鐘。待冷後按 0.1%的接菌量接菌。在 11℃條件下進行前發酵。前發酵結束後過濾裝瓶，再置於 0℃下發酵 3 個月。

【功效】具有促進血液循環作用。對心腦血管疾病有預防作用。

銀杏葉配製啤酒

【原料】銀杏葉提取物，成品啤酒。

【製法】在 1 升啤酒中加 10 mg 銀杏提取物，在過濾機內充分混勻後，過濾即成。啤酒中添加 85 mg／L 的銀杏葉提取物，則會影響口感，而添加 10 mg／L 時不影響口感，仍保持潔白細膩的泡沫和酒花香氣，且在保質期內不會產生沉澱，而且提取物中的維生素 C 對啤酒有抗氧化作用。

【功效】促進血液循環，增加代謝功能。

第九章
銀杏美容

美容是指採用不同方法，對人的頭髮、皮膚進行護理，使其更加靚麗、細膩、柔順，以及對影響頭髮、皮膚美觀的某些疾病進行治療，以提高皮膚護養，殺菌及抗衰老能力，達到使皮膚白嫩、減少皺紋、消除皺皮及皮膚疾病。

一、銀杏的美容功能

(一)銀杏的護扶作用

銀杏是一種理想的化妝品添加劑，它富含蛋白質、葡萄糖、多種氨基酸和鈣、磷、鐵無機元素與鋅、硒等微量元素以及維生素 E 等，因此可以起到護膚作用，同時又有廣譜的殺菌作用，這使銀杏的美容功能更加完善。

1.銀杏的抑菌作用

銀杏汁和銀杏葉汁對金黃色葡萄球菌、綠膿桿菌及皮膚真菌均有抑制作用。這不僅能防治皮膚病患，而且用作化妝品原料更能提高美容效果。

2.銀杏的抗衰老作用

人體皮膚在細胞代謝過程中不斷產生自由基，與細胞脂質作用產生過氧化脂質，從而破壞細胞膜結構，加速皮

膚衰老和皮膚褐變，促使老年斑的形成。要延緩皮膚的衰老過程，就必須及時清除皮膚表面的自由基和過氧化脂質。而銀杏和銀杏葉提取物均具有廣譜清除自由基作用，降低過氧脂質的形成的速度，從而增強皮膚抗衰老能力。所以，在護膚化妝品中添加銀杏葉提取物，能使皮膚滋潤，富有光澤，減少黑色素的形成。

有人曾在中年婦女的皮膚上塗擦含有銀杏葉提取物的乳油 2 週，結果表明，衰老和乾燥的皮膚上的皮脂分泌物增加，皮膚變得滋潤，膚色明顯好轉。

據報導，用銀杏汁培養人皮膚表皮細胞，對照組在 2 週內大部分死亡，而試驗組到 4 個月後才大部分死亡，試驗組比對照組表皮細胞壽命延長了 8 倍以上。用 0.2%銀杏葉提取物試驗同樣表明，試驗組與對照組差異明顯，對照組細胞 2 週後大部分死亡，而試驗組皮膚細胞形態正常，胞漿豐富，說明銀杏葉提取物亦有明顯的延緩細胞衰老的作用。

3.有促進細胞生長的作用

據試驗，銀杏汁有明顯的促進皮膚細胞生長的作用。採用 0.2%～0.4%濃度銀杏種仁提取物，在 37℃條件下培養人體表皮細胞，48 小時觀察發現，表皮細胞開始生長，而對照組還未見生長。72 小時後，對照組開始生長，而試驗組已進入生長旺盛階段，並已見到新的細胞層形成。由此可見，銀杏汁可使表皮細胞保持旺盛的生長狀態。

現代研究表明，這與銀杏汁中的有效成分有加速新陳代謝，改善皮膚血管末梢血液循環，增強細胞活力有直接關係。

4. 銀杏汁有保水性能

這是因為銀杏汁在乾燥狀態還有較好結合水的緣故，銀杏汁這種特異的保水功能，對乾性皮膚及夏季護膚的效果會更好。

5. 銀杏和銀杏葉提取物有收斂作用

據試驗，銀杏化妝品使用後對皮膚和眼無急性毒性，無刺激性，無過敏反應。對 200 多名使用者調查顯示，使用後具有明顯的消炎、止癢、減退色斑、防止開裂等功效，可抑制膚鬆弛，減少皺紋。療效一般超過 50.0%，最高達 100%。

(二)銀杏的護髮生髮作用

銀杏葉提取物具有促進毛髮生長的作用。日本學者渡邊千秋等，曾用小鼠進行了促進毛發生長試驗，剃去小鼠背部鼠毛，每天用含銀杏葉提取物、維生素 E、維生素 A、煙酸、乙醇、精製水等配成的不同組合的 8 種藥液，每天塗抹 1 次。結果證明，用銀杏葉提取物與維生素類配合的藥液塗抹效果更好。其毛髮再生速度明顯快於不含提取物的藥液。

日本研究人員還對 50 名志願者試用了 5 種護髮液，發現含銀杏葉提取物的護髮液，具有護髮生髮，減少頭髮脫落的效果。若將銀杏葉提取物和激素結合使用，護髮效果更佳。

(三)銀杏的減肥作用

隨著人們生活水平提高，肥胖的患者逐年增加，如何

減肥，已成為廣大肥胖患者十分關心的問題，也是世界上研究的熱門話題之一。採用藥療和食療減肥，雖然，在一定程度上能減輕體重，但有時減肥與身體代謝相矛盾，從而影響身體健康，另外，沉積在身體某些部位的脂肪並不減少。

根據醫學研究證明，肥胖與特定部位的磷酸二酯酶和腺苷酸環化酶活性有關，而銀杏葉、紅杉、紫杉等提取物有抑制磷酸二酯酶活性的作用。丹參、迷迭香、洋蘇草提取物對腺苷酸環化酶有拮抗作用。因此，用銀杏葉等提取物製成貼敷劑，貼敷在特定部位可以達到減肥效果。

二、銀杏化妝品的研究與開發情況

利用銀杏中的有效成分製成化妝品，中國已經有數十個品種問世。其中「銀杏洗髮香波」、「銀杏洗面乳」、「銀杏美容霜」、「銀杏的斯香水」、「銀杏洗髮膏」等，不僅暢銷全國各地，而且已經行銷歐洲各國，受到消費者的歡迎。在提高現有化妝品質量的基礎上，加大研製新型化妝品的力度，提高銀杏化妝品的知名度十分重要。

(一)銀杏化妝品配方的研究

南京野生植物綜合利用研究所馬世宏等在研究銀杏葉提取物功能與基質配伍時，採用了國外最新基質——脂質體。預先將銀杏葉提取物包埋在脂質體中，從而使產品結構細膩、穩定、色澤良好、功效奇特，並提出了幾種化妝品參數配方：

銀杏抗皺美容霜

十八醇	8%～12%
甘油	3%～5%
單甘酯	2%～6%
白油	8%～10%
乳化劑	1%～2%
EDTA	適量
脂質體	1%～2%
B.H.T	適量
棕櫚酸異丙酯	1%～3%
丙二醇	1%～4%
防腐劑	適量
香精	適量
去離子水	加至 100%

銀杏嫩膚防曬霜

十八醇	3%～5%
甘油	3%～5%
單甘酯	1%～2%
白油	6%～8%
丙二醇	3%～5%
蜂蠟	2%～3%
乳化劑	1%～2%
EDTA	適量
脂質體	1%～2%

B.H.T	適量
水楊苄脂	3%～5%
棕櫚酸異丙酯	1%～4%
防腐劑	適量
香精	適量
去離子水	加至 100%

銀杏免洗定型護髮素

十八醇	2%～4%
甘油	3%～5%
PVP	3%～5%
白油	20%～30%
凡士林	6%～9%
光亮劑	2%～3%
乳化劑	1%～2%
EDTA	適量
脂質體	1%～2%
B.H.T	適量
防腐劑	適量
香精	適量
去離子水	加至 100%

(二)在現有化妝品中添加銀杏葉提取物

為提高化妝品的美容美化效果，有人研究提出：在護膚化妝品，如霜膏、化妝水、面膜、洗面奶、凝膠等劑型中都添加銀杏葉提取物，一般的添加量為 0.01%～5%，銀

杏葉提取物和維生素 E 以及皮膚吸收促進劑如丙二醇和香芹酮等結合使用，效果更好。

護髮生髮化妝品，如洗髮液、髮乳、美髮液中可添加銀杏提取物 0.1%～1.0%。

(三)銀杏減肥化妝品

目前，尋找一種高效的減肥方法，已引起醫學界的高度重視。1991 年義大利首先利用銀杏葉提取物生產出治療人體脂肪沉著的化妝品。用本品塗抹在脂肪沉著部位（如腿部、臂部、腹部）就能減輕體重。也有用銀杏葉提取物製成貼敷劑，貼在脂肪沉著的部位亦能達到無痛、明效、定點、均勻減肥的目的。

據報導，用銀杏雙黃酮與丹參提取物（富含丹參酮）相配合，製成減肥化妝品，其療效還有待進一步研究。

三、銀杏的美容方法

(一)抗皺、嫩膚美容、減肥

白果防皺膏

【原料】白果 600 g。

【製法】將白果子去殼、去皮，曬乾研細末，用蜜或蛋清調和即可。

【功效】用於防止或減少皺紋。

白白嫩膚乳

【原料】白菊花 3 g，梨汁半碗，白果 3 g，白蜜 3 g，人乳半盅，白酒釀半盅。

【製法】將白菊花與梨汁一起放入酒釀煎濃汁，再將白果去殼、搗爛，併蜜、乳研和在一起備用。

【用法】外用，每晚睡時搽面，次日早上洗去。

【功效】祛風潤膚、白面養容，兼治面部雀斑、酒渣鼻。

活力緊膚眼霜

【原料】以銀杏葉和紅景天提取物為主要原料，經科學配製加工而成。

【功效】溫和緊致肌膚，減少細紋，改善黑眼圈。

紅景天具有收澀化瘀作用，能提高人體對不良環境因素的抵抗力和耐受力，有保護肌膚作用；而銀杏葉提取物具有收斂作用，可抑制皮膚鬆弛，減少皺紋。促進眼周圍血液循環，提高細胞抗氧化能力，增強細胞活力。與紅景天合用能更有效地減少皺紋，保持肌膚的柔滑和彈性，改善黑眼圈和眼袋。

銀杏護膚乳

【原料】①角鯊烷 5.0；②凡士林 2.0；③蜂蠟 0.5；④脫水山梨醇倍半油酸酯 0.8；⑤聚氧乙烯油醚 1.2；⑥1.3-丁二醇 5.0；⑦銀杏葉提取物 0.1；⑧維生素 E0.01；⑨乙醇 5.0；⑩防腐劑 0.2；⑪香料 0.1；⑫2%漢生膠水溶液

20.0；⑬精製水適量。

【製法】先加熱混合成分⑥、⑦、⑨和⑬，並保持70℃得混合液 A；加熱混合成分①、②、③、④、⑤、⑧、⑩和⑪，並保持 70℃，得到混合液 B；將 A 與 B 混合，然後加入⑫，均質乳化，冷卻到 30℃，即得護膚乳液。

【功效】本品可使皮膚滋潤，富有光澤，減少黑色素的形成，延緩皮膚衰老。

銀杏護膚霜

【原料】①蜂蠟 6.0；②鯨蠟醇 5.0；③還原羊毛脂 5.0；④角鯊烷 30.0；⑤甘油硬脂酸脂 4.0；⑥親油型硬脂酸甘油酯 2.0；⑦聚氧乙烯脫水梨醇月桂酸脂 2.0；⑧銀杏葉提取物 0.01；⑨抗壞血酸磷酸酯鎂 0.2；⑩防腐劑 0.2；⑪香料 0.05；⑫精製水適量。

【製法】配方中銀杏葉提取物的製備是在 90 份 90%乙醇中加入 10 份銀杏葉，60℃，提取 3 小時，過濾，濾液減壓、濃縮、乾燥。①、②、③、④、⑤、⑥、⑦、⑩和⑪混合，加熱，並保持 70℃，得混合物 A；⑧、⑨和⑫混合加熱，並保持 70℃，得混合物 B；併 A 和 B 混勻後，冷卻即得護膚霜。

【功效】本品可滋潤皮膚，增加皮膚光澤，延緩皮膚衰老。

白果菊梨潤膚飲

【原料】白果 15 g，白菊花 4 朵，雪梨 4 個，淡牛奶適量，蜂蜜適量。

【製法】白果去殼，用熱水燙去衣，白菊花洗淨，摘取花瓣備用，雪梨削皮、切片；將白果、雪梨肉放入鍋中，加水適量，文火煮至白果熟後，再加菊花瓣、牛奶煮沸，熄火降溫，再放入蜂蜜調和即成。

【用法】當茶飲。每日 1 劑。

【功效】適用於皮膚乾燥，面色無華者食用，可增加肌肉的彈性，起到潤澤皮膚的作用。

纖體緊致啫喱

【原料】銀杏及咖啡因活性複合成分和 PAR – ELASTYL™ 活力緊致素。

【用法】纖體緊致啫喱由巴黎歐萊雅公司出品，用本品塗搽身體特定部位，可美體護理。

【功效】促進微循環，減少脂肪堆積，並令肌膚緊致。

本方由《健康之友》女性健康月刊，2000 年，4 月號登載。使用數周，即見效果。

（二）護髮、烏髮、生髮

白果黑髮散

【原料】熟地、生何首烏各 150 g，黑芝麻（炒）50 g，白果仁 30 g，桑葉 100 g，萬年青（霜葉）2 片，桔梗15 g。

【製法】將上藥用非鐵器器皿研為末，備用。

【用法】每日早、晚飯後服用，每次 50 g。

【功效】滋補肝腎，養精黑髮。用於治療年輕人白髮，

連用幾劑即可生效，若白髮數少，可將白髮拔掉，用豬膽汁塗髮孔，即可再生黑髮。

白果烏髮酒

【原料】熟地黃 100 g，萬年青 150 g，黑桑葚 120 g，黑芝麻 60 g，淮山藥 200 g，南燭子 30 g，花椒 30 g，白果 15 g，白酒 2000 ml。

【製法】上藥共搗爛，用白布包，放入酒中，7 日後，去渣。

【用法】每日早、晚各飲 1 次，每次空腹服 15 ml。

【功效】補肝腎，益精血，烏鬚髮。用於肝腎虧損，鬚髮早白，未老先衰等。

白果烏鬚丸

【原料】生白果（去殼，取仁）30 g，黑芝麻 30 g，花椒 9 g（焙），乾桑葉、熟地（製）、生何首烏（赤者）各 90 g，萬年青 1000 g（生乾併用）。

【製法】以上各味，分開研為細末，勿經鐵器。研完後放入一起，用蜂蜜調和，製成如梧桐子大小蜜丸。

【用法】口服，每日早飯前，用白開水送服，每次 30 g。

【功效】滋補強身，生眉烏髮。用於鬚髮早白（頭髮保健）。

護髮生髮乳

【原料】①蜂蠟 1.0；②液體石蠟 50.0；③硬脂酸 3.0；

④脫水梨醇倍半油酸脂 2.0；⑤聚氧乙烯脫水山梨醇——月桂酸脂 1.5；⑥銀杏葉提取物（50%水溶液）1.0；⑦泛酸鈣 0.2；⑧香料 0.2；⑨對羥基苯甲酸甲脂 0.1；⑩精製水適量。

【製法】將⑥、⑨和⑨攪拌，得混合物 A；①、②、③、④、⑤和⑦中熱溶解得混合物 B；將 B 加至 A 中，乳化，冷卻後加入⑧，混合即得護髮生髮劑。

【功效】具有護髮生髮，減少頭髮脫落的效果。

護髮生髮液

【原料】水楊酸 0.1，乳酸 0.01，乳酸鈉 0.05，乙醇 10.0，銀杏葉提取物 0.2，磷酸 –L– 抗壞血酸鎂 3.0，香料 0.05，對羥基苯甲酸甲酯 0.1，精製水餘量。將水楊酸、乳酸、乳酸鈉、乙醇和香料混合得混合液 A。在乙醇中加入銀杏葉提取物、磷酸 –L– 抗壞血酸鎂、對羥基苯甲酸甲酯和精製水，溶解後得混合液 B。在 A 中加入 B，攪勻，得到洗髮液。

【功效】用於護髮、生髮，減少頭髮脫落。

銀杏一號美髮液

【原料】一號美髮液（%）：聚氧丙烯丁醚磷酸 9.0，聚氧丙烯 – 丁醚 10.0，三乙醇胺 1.0，透明質酸鈉 0.05，銀杏葉提取物（70%乙醇溶液）0.1，維生素 B_6 0.05，乙醇 30.0，香料 0.2，對羥基苯甲酸甲酯 0.1，精製水餘量。

【製法】將透明質酸鈉、銀杏葉提取物、維生素 B_6 和對羥基苯甲酸甲酯溶解於水中，得混合液 A。將聚氧丙烯

丁醚磷酸、聚氧丙烯－丁醚、三乙醇胺、乙醇、香料混合
溶解後得混合物 B。在 A 中加入 B，混勻，得美髮液。

銀杏二號美髮液

【原料】二號美髮液（%）：乳酸 0.01，乳酸鈉 0.05，乙醇
70.0，銀杏葉提取物 0.2，氫化可的鬆 0.002，香料 0.05，
對羥基苯甲酸甲酯 0.1，醋酸維生素 E0.1，精製水餘量。

【製法】將乙醇、銀杏葉提取物、氫化可的鬆、香料、對羥
基苯甲酸甲酯、醋酸維生素 E 混合，溶解後得混合液 A。
將乳酸、乳酸鈉、精製水混合，溶解後得混合液 B。混合
液 A 中加入 B，攪拌均勻後得到美髮液。

以上美髮液配方均為（日）渡邊千春等研製，用於護
髮生髮，防止鬚髮脫落。

(三)皮膚病的防治

I. 漆瘡（接觸性皮炎）

銀杏漆瘡液

【原料】銀杏葉適量。
【製法】將銀杏葉洗淨，煎湯。
【用法】用葉汁搽洗患處，每日 1～2 次。
【功效】用於治療漆瘡。

銀杏大棗漆瘡洗液

【原料】銀杏葉 30 g，大棗 30 g。

【製法】將以上二味，加水同煎湯即成。

【用法】外用，每日 1 劑，洗患處 2～6 次。

【功效】祛風止癢。用於接觸性皮炎。

銀杏忍冬藤汁

【配方】銀杏葉、忍冬藤。

【用法】以上二味，煎濃汁洗患處，每日 2 次。

【功效】消炎殺菌，治漆瘡腫癢。

Ⅱ.雀斑、老年斑

銀杏治斑片

【原料】銀杏片劑。

【用法】每次 40 mg，每日 3 次。

【功效】改善血液循環，增強新陳代謝。用於治雀斑或老年斑。

雀斑或老年斑是過氧化脂質增加的結果，在服用銀杏葉製劑後，因血液循環改善，新陳代謝加強，皮膚細胞可恢復活力，皮膚有光澤、有彈性，也可以減少過氧化脂質的堆積，延緩雀斑或老年斑的產生。

銀杏防斑液

【原料】銀杏鮮葉適量。

【製法】將鮮葉搗爛即可。

【用法】將搗爛葉汁，搽患處。

銀杏葉治雀斑最早見於明代《滇南本草》，書中有

銀杏藥用保健美容良方

「採葉搗爛，治雀斑甚妙」的記載。

白果密陀治斑皂

【原料】肥皂莢（去種子）適量，密陀僧（另研）、甘松、蛇床子、生杏仁、白芷各 30 g，麻仁 49 粒，白蒺藜（去刺）、白牽牛（酒浸）各 90 g，僵蠶 60 g，白果仁 4 個。

【製法】上藥共研為末，與皂莢一起和為丸，早晚洗面。

【功效】用於治雀斑。

白果珠粉搽面膏

【原料】白果 20 個，白芷、甘菊花各 6 g，紅棗 15 個，珠兒粉 15 g、豬胰 1 個。

【製法】先將珠兒粉研細，餘藥皆搗爛後，與珠兒粉一起拌勻，外用蜂蜜，拌酒釀頓化，入藥蒸後備用。

【用法】每晚搽面，早上洗去。

【功效】用於治療雀斑，痤瘡（酒刺、青春痘）。

Ⅲ. 痤瘡（酒刺、青春痘）

白果大黃治痘液

【原料】生白果仁 30 g，生大黃 30 g，生鱉肉 20 g，冰片 10 g，75％酒精適量。

【製法】先將三味藥打碎，加入冰片搗化，密封備用。

【用法】用溫水洗患部，揩乾，用藥棉蘸藥液擦患處，

至皮膚微熱為度。每日 3 次至痊癒。

【功效】清熱解毒，殺菌，治痤瘡。

白果外用液

【原料】白果 30 g。

【製法】將白果搗爛，放入 100 ml 乙醇（70%）中浸泡 1 個星期，過濾，取汁備用。

【用法】外用，每日 2～3 次，塗患處。

【功效】治痤瘡效果顯著。

劉煥賢用本方治療 6 例，取得滿意療效。簡××，女，20 歲，患面痤瘡 3 年，曾使用「暗瘡特效霜」等藥治療無效後，改用上法治療，用藥 15 日後痤瘡消失，繼用 15 日以鞏固療效，經隨訪半年無復發。

銀杏忍冬洗液

【配方】銀杏葉、忍冬藤各適量。

【製法】以上二味，加水煮成濃汁即可。

【用法】取藥汁塗洗患處，每日 2 次。

【功效】適用於痤瘡。

白果治瘡方

【原料】白果適量。

【製法】將白果去殼，切平面，頻擦患處。按酒刺多少，每次一般用種仁 1～2 枚即可，每晚睡前用溫水洗面部（不用香皂），次日洗面後，可照常搽雪花膏。

【功效】解毒殺菌。用於治療酒刺。

用本品治療酒刺患者 116 例，均取得滿意效果，一般用藥 7～14 次即可。

白果玉竹百合湯

【原料】蓮子 15 g，白果 9 g，玉竹 9 g，沙參 9 g，百合 9 g，淮山藥 9 g，生石膏 20 g，白糖適量。

【製法】蓮子剖開去心，白果去殼取仁，去內種皮，去心，生石膏打碎；用紗布 3 層包好，上藥各味，入沙鍋中加水 1000 ml，武火煎開，文火熬煮約 30 分鐘，用紗布兩層過濾，去渣，取汁，加入白砂糖和勻。

【用法】每日 1 次，連服 15 次。

【功效】具有清熱利濕，清肺胃濁的作用，可治粉刺。

痤瘡用乳液

【原料】6- 烷基和 6- 鏈烯基水楊酸混合物 0.1 份，液體石蠟 10.0 份，凡士林 4.0 份，鯨蠟醇 1.0 份，甘油－硬脂酸酯 2.0 份，丙二醇 7.0 份，氫氧化鈉 0.4 份，硬脂酸 2.0 份，加蒸餾水至 100 份。

【製法】將 6- 烷基和 6- 鏈烯基水楊酸混合物、液體石蠟、凡士林、鯨蠟醇、硬脂酸和甘油－硬脂酸酯混合，加熱溶解後保持在 70℃，得到油相。將丙二醇、氫氧化鈉、硬脂酸混合，加熱，維持在 70℃得到水相。在水相中加入油相，於均質機中均勻乳化後，在充分攪拌下冷卻到 30℃，即成治療痤瘡乳液。用時，將乳液塗在患處，早晚各一次。

【功效】本劑對皮膚無刺激性，療效明顯。處方中的

6- 烷基和 6- 鏈烯基水楊酸是銀杏葉中的活性成分，具有驅蟲、殺菌、抑制痤瘡病原菌瘡 丙酸桿菌的繁殖，可外用於痤瘡治療。

Ⅳ. 酒渣鼻（赤鼻、酒糟鼻）

白果肺湯

【原料】白果 20 g，豬肺 1 個。

【用法】白果去殼，豬肺洗淨，切塊，加水適量，燉至豬肺爛熟，加調味即可食用。

【功效】補氣養心，滋陰清熱。用於酒糟鼻。

酒糟白果

【原料】生白果 2～3 個，酒糟適量。

【用法】將白果仁與酒糟放入口中同嚼爛，每晚外塗患處至次日晨洗去，至癒止。

【功效】消毒殺蟲。用於治療酒糟鼻。

本方為李時珍《本草綱目》所收錄，清代一些著名醫書也對此方進行多次介紹，說明此方療效顯著，為民間的常用驗方。

Ⅴ. 魚鱗病（全身皮膚角化症、蛇皮病）

銀杏魚鱗膏

【原料】銀杏葉。

【製法】將銀杏葉燒存性，用飯攪拌帶粘即可。

【用法】外用，貼患處。

【功效】消毒殺菌。用於治療魚鱗病，可使魚鱗脫落。

本病的特點是皮膚發乾而粗糙，而銀杏葉除有消毒殺菌作用外，並可使乾燥皮膚上的皮脂分泌物增加，具有滋潤皮膚之功效，這可能與銀杏葉治魚鱗病有關。

Ⅵ. 癬（體癬、頭面癬、足癬等）

治癬白果泥

【原料】白果仁適量。

【製法】將白果搗爛備用。

【用法】將搗爛白果敷患處，每日早晚各換 1 次。

【功效】用於治體癬、頭面癬。

銀杏冰片麝香治癬油

【原料】銀杏肉適量。

【製法】銀杏肉搗爛搓擦患處，如乾，撲去渣，不可水洗，再加冰片麝香各 1 g，研勻用桐油調塗上，以艾薰之。

【功效】用於治鵝掌風、雁來風。

癬用銀杏葉洗液

【原料】銀杏葉 100 g。

【製法】將銀杏葉洗淨，煎濃汁即可。

【用法】用銀杏葉塗洗患處，每日 1 次。

【功效】治足癬（腳濕氣、香港腳）。

子油薰藥

【原料】大風子、地膚子、麻子、蛇床子、艾葉各 30 g，蘇子、苦杏仁各 15 g，白果、苦參子各 12 g。

【製法】上藥共研粗末，用較厚草紙捲藥末成捲備用。

【用法】燃煙薰皮損處，每日 1～2 次，每次 15～30 分鐘，溫度以病人耐受為宜。

【功效】治療松皮癬。

銀杏皮灰油

【原料】銀杏樹皮適量。

【製法】將銀杏樹皮燒灰，調香油搽患處。

【功效】治牛皮銅錢癬。

銀杏葉片

【藥物】銀杏葉片及沙丁胺醇、舒血寧片。

【用法】將患者分為 3 組。銀杏葉片組 67 例，口服銀杏葉片 2 片，每日 3 次。沙丁胺醇組 35 例，口服沙丁胺醇 2.4 mg，每日 3 次。聯合組 69 例，口服舒血寧片 2 片，每日 3 次，並同時口服沙丁胺醇 2.4 mg，每日 3 次。以上 3 組均每 4 周為 1 個療程，共 2 個療程。

【功效】用於治療尋常型銀屑病。3 組平均起效時間，銀杏葉片組 10 天，沙丁胺醇組 12 天，聯合組 7 天。

胡敢等用本法治療取得了明顯效果。其中，舒血寧組

總有效率 80.6%（其中，進行期 91.2%，靜止期 69.7%）；沙丁胺醇組總有效率 71.4%（其中進行期 89.5%，靜止期 50.0%）；聯合組總有效率 95.7%（其中進行期 97.0%，靜止期 94.4%）。結果顯示，舒血寧組和沙丁胺醇組進行期療效優於靜止期；聯合組療效顯著優於舒血寧組和沙丁胺醇組。從臨床療效看，銀杏葉片是血小板激活因子拮抗劑，它與沙丁胺醇聯合應用，發揮兩者的協同作用，有針對性地阻斷尋常型銀屑病發病機制中多個環節，是值得選用的有效藥物。

據用藥 2 個療程，停藥 2 個月後，隨訪有效病例，其中個別有復發或加重情況，繼續用藥仍有效。

Ⅷ. 白癜風

白果雞腎膏

【原料】白果仁 3 枚，雄雞腎 1 具。

【製法】將雞腎洗淨，與白果仁共搗爛。

【用法】外用，敷患處，用紗布包好。

【功效】用於白癜風。

白癜用葉汁

【原料】鮮銀杏葉適量。

【製法】將銀杏葉洗淨，搗爛備用。

【用法】用搗爛葉汁塗擦患處，每次擦至皮膚輕微充血，每日 1 次。

【功效】治白癜風。

白果漿

【原料】生白果數枚。

【製法】將白果去殼，每次用 1～2 枚，放入口中嚼爛，與唾液混勻即可。

【用法】用嚼爛白果，每晚塗患處，並填入裂口中，再用油紙包紮好。

【功效】用於手足皸裂。

此方是李時珍《本草綱目》中附方之一。清代鄒儷笙輯本和羅越峰輯本中，均先後收錄此方，說明此方是民間常用的傳統便方，療效明顯。

銀杏洗甲液

【原料】銀杏葉。

【製法】外用，銀杏葉煮水洗患處。

【功效】消毒殺菌。治灰指甲，灰指甲俗稱甲癬，是由真菌感染引起的慢性傳染性皮膚病。會造成指甲彎曲、變黑、增厚、失去光澤，指甲與肉分離，嚴重會出現指甲脫失現象。銀杏具有抑制多種真菌的作用。

銀杏忍冬洗甲液

【原料】銀杏葉、忍冬藤各 250 g。

【製法】上二味，用水煎濃汁。

【用法】取藥汁擦洗患處，每日 2 次。

【功效】解毒抗菌。治灰指甲。

白果薏苡仁飲

【原料】白果仁 8～12 粒，薏苡仁 70 g。

【製法】薏苡仁洗淨，與白果仁加水適量同煮熟爛。

【用法】放入冰糖或砂糖適量調服。

【功效】健脾利濕，消腫散結。適於青年扁平疣。疣分尋常疣和扁平疣兩種。尋常疣，又稱硬性疣、瘊子。扁平疣，又稱青年扁平疣，中醫則稱扁瘊，疣是由乳頭瘤病毒感染所致。

扁平疣皮損為針頭、米粒或黃豆大的扁平血疹，常見於面部、手背部及手面，大多對稱分布，病程緩慢，可達數月或數年之久。中醫認為疣是風邪搏於肌膚而變，或是由於肝腎精血不足，血燥筋不榮原因所致。而用白果薏苡仁粥食療，能健脾補腎利濕，消毒清熱，是治療扁平疣較為有效的良方。據報導，薏苡仁單用，每次內服 60 g，治扁平疣，療效達 47%。

銀杏紫草油

【原料】銀杏葉 100 g，紫草 50 g，香油 250 g。

【製法】將油倒入鍋內，加熱至 5～7 成熟後，放以上藥料，炸 5 分鐘倒出油裝瓶備用。

【用法】塗搽，燒傷，燙傷患處。

【功效】用於燒傷、燙傷。

附篇
銀杏的其他開發利用

　　銀杏的其他開發利用，是銀杏綜合開發的重要組成部分，是充分利用銀杏資源，發揮銀杏多功能作用，改善生態環境，變廢為寶，服務於農、牧業生產，保障食品安全新的途徑之一，值得進一步研究開發利用

(一)銀杏獸醫藥的開發利用

　　銀杏不僅能治療人的多種疾病，而且亦可治療不少牲畜疾病。近年來，獸醫部門頗為重視，在獸醫臨床上收到了較好療效。

　　獸醫學認為，白果對多種類型的葡萄球菌、鏈球菌、白喉桿菌、炭疽桿菌、枯草桿菌、大腸桿菌、傷寒桿菌等都有不同程度的抑制作用。本品生用性平，長於化痰定喘，煨用性溫，善於收斂除濕，為斂肺定喘之藥。其功用有：

　　①斂肺定喘。本品味澀善收斂，能斂肺氣定咳喘。宜用於肺虛清肅之氣不能下行而致的虛喘。常與黨參、五味子、阿膠、貝母等配伍應用。因本品收澀，故在治療咳喘時，用於久咳（肺中已無實邪者）較為合適，或配合開宣肺氣藥，如桔梗、麻黃等同用。若誤用於實喘，本品能斂邪不去而咳喘更甚。

　　②縮便止帶。本品有收澀之功，故有縮小便、止白帶

作用。治小便頻數、遺尿等症，常配伍烏藥、益智仁、覆盆子、雞內金、熟地、山藥、山萸肉等同用；治白帶清稀症，常配白朮、茯苓、炒苡米、白雞冠花、椿根白皮等同用。馬、牛用 25～60 g，豬、羊用 5～15 g。研末，開水沖，候溫灌服，或煎湯灌服。

目前銀杏在獸醫臨床應用主要是白果，銀杏葉在獸醫上應用還未見報導。有待進一步加強研究開發。

定喘止咳散：

治感冒、咳嗽、喉頭炎、支氣管炎等。桔梗、麻黃、前胡、葶藶子、半夏、白果、紫菀、蘇子、天仙子、杏仁、桑白皮、黃芩、甘草等藥。馬 250～300 g，豬 50～100 g。（《遼寧獸醫手冊》）

定喘湯：

原出《攝生眾妙方》，後被甘肅蘭州獸醫研究所引用到獸醫上來（見 1971 年《獸醫手冊》）。在應用中，方藥組成相同，藥量加大（為獸醫常用量）。白果 30 g，麻黃 20 g，蘇子 30 g，冬花 25 g，炙桑皮 30 g，杏仁 30 g，黃芩 30 g，半夏 25 g，甘草 25 g。

馬咳嗽：

白果仁 75 g，黃芩 45 g，桑白皮 40 g，杏仁 35 g，銀花 40 g。煎湯餵服。每日 1 劑。

牛肺炎：

杏仁、冬花、麻黃、黃芩、白果、桑白皮、甘草、車前子各 60 g。煎湯餵服。每日 1 劑。

牛肺熱（呼吸困難、咳嗽、高熱等症狀）：

萬年青 60 g，白果 60 g，黃芩 15 g，黃連 6 g，煎湯，

加蜂蜜 200 g 為引，灌服，每日 1 劑。

牛咳嗽：

天門冬 21 g，麥門冬 21 g，沙參 21 g，百合 24 g，地骨皮 24 g，知母 21 g，杏仁 15 g，白果 21 g，川貝 21 g，款冬花 21 g，炙桑皮 21 g，炙枇杷葉 21 g，茯苓 21 g，桔梗 10 g，甘草 12 g。共研末，開水沖調，待溫灌服。每日1 劑。

牛馬肺虛咳嗽：

白果仁 80 g，麻黃 30 g，川貝 40 g，桔梗 45 g，半夏 45 g，天冬 35 g，麥冬 30 g，款冬花 25 g，桑白皮 30 g。共研末，開水沖調，灌服，每日 1 劑。

牛馬尿淋尿血：

白果仁（炒熟）65 g、車前子 28 g，白茅根 30 g，蘆葦根 45 g，小薊根 40 g，淡竹葉 30 g。煎水灌服，每日 1 劑。

牛馬結膜炎：

白果仁 60 g，黃連 40 g。磨水滴眼，每日 3 次，至癒（本方引自《重慶市獸醫診療經驗》）。

牛馬肺熱、咳嗽：

白果仁（去芯）65 g，柏子仁 45 g，苦杏仁 40 g，桑白皮 35 g。白糖作引，水煎灌服，每日 1 劑。

馬騾慢性肺氣腫：

據河北省武邑縣獸醫站介紹，他們曾用白果 200 粒（去殼），鮮蚯蚓 250 g，生石膏 250 g。先將白果研末，蚯蚓洗淨，搗爛，石膏研細。再加菜油、蜂蜜各 250 ml，雞蛋 20 個，混合調勻，灌服，每隔 3 天 1 劑，連服 2～3

劑。共治馬騾肺氣腫 15 例，其中治癒 9 例。

馬騾勞傷吊鼻：

白果 70 g，白及 30 g，烏梅 40 g，貝母 35 g，蛤蚧（焙乾研末）50 g。共研末，煎湯灌服，每日 1 劑。

豬肺虛咳嗽：

白果仁 10 枚，麻黃 9 g，蘇子 6 g，杏仁 9 g，款冬花 9 g，桑白皮 9 g，黃芩 9 g，半夏 9 g，甘草 3 g。水煎灌服，1 日 3 次。

母畜赤白帶下：

白果 65 g，蓮肉 50 g，江米 40 g。用烏骨雞去腸煮爛，空腹餵服。

麻杏石果湯《全國中獸醫經驗選編》：

炙麻黃 24 g，白果 21 g，杏仁 21 g，蘇葉 18 g，甘草 18 g，石膏 90 g，黃芩 18 g，梔子 18 g。煎湯 2 次，混合，候溫灌服，1 日 1 劑，連用 5 天，治豬喘氣病。

三仁五子湯《獸醫中草藥大全》：

白果仁、杏仁、瓜蔞仁、萊菔子、五味子、牛蒡子或枸杞子、蘇子、葶藶子，加百合、玄參、天冬、麥冬、沙參等滋陰藥。陰虛火旺者，多選用馬尾連、連翹、花粉、知母、貝母等藥。馬、牛 24～60 g，羊 6～12 g，研末，開水沖候溫，灌服。馬過勞傷肺陰虛作喘。

(二)銀杏無污染農藥的開發利用

銀杏外種皮及銀杏葉原汁，稍加稀釋，具有顯著的殺蟲和滅菌效果，可以作為殺蟲劑和殺菌劑，用於防治農作物、菜、果病蟲害。

（1）將銀杏外種皮搗爛，每千克加水 3 L，浸泡 24 小時，過濾後再加水 1 L，浸泡 4 小時。兩次得原液 4 L。使用時，每升原液，加水 5 L 噴施，對蚜蟲殺蟲率達 100%。

（2）銀杏外種皮 5 倍水煮 30 分鐘，用原液噴灑果樹，對防治蘋果炭疽病、梨黑星病、梨輪紋病、桃褐斑病和桃霉斑性穿孔病均有很好效果，其中蘋果炭疽病的抑制率達 87.9%～100%。

（3）銀杏葉中含有一種 d—乙烯醛物質是一種新型殺菌劑和殺蟲劑。銀杏葉 1 L，加水 1.5 L，搗爛過濾，取原液 1 L，加水 5 L，殺死蚜蟲、紅蜘蛛、菜青蟲效果可達 80%。

（4）將未成熟的種子搗爛，加等量的水，過濾後的原液，加兩倍水噴灑，對稻螟蟲、棉蚜蟲、紅蜘蛛的殺蟲達 100%；對刺槐蚜蟲防治效果達 75%；對蠐螬殺蟲率達 80% 以上。還可將 1000 g 未成熟種子，加松鹼合劑 400 g，樟腦粉 6.5 g，每升原液加水 80 L，用於防治紅蜘蛛和紅鈴蟲，殺蟲率達 85%。

（5）白果酸為銀杏外種皮中含量較高的成分，對多種真菌有很強的抑製作用。中國醫科大學中醫學院樓鳳昌等與南京農業大學合作對白果酸抑制植物致病性真菌進行了初步試驗，結果表明：白果酸 1%，對鐮孢霉菌（42.8%）、赤霉菌（42.8%）、輪枝孢菌（28.6%）、根霉菌（57.2%）、疫霉菌（71.5%）均有不同程度的抑制作用（白果酸 1% 與 0.1%濃度抑菌效果一致），對根霉菌、疫霉菌的作用優於多菌靈；不同濃度的白果酸對 X00、X001、ps3 種菌株的抑制率高於 80%，而多菌靈對它們無效。可見，白果酸對

植物病害防治，很有應用價值。白果酸是銀杏葉的毒性成分，分離出白果酸既保證了銀杏葉提取物的質量，同時又可化害為利，用於發展綠色食品。

據趙肅清等，用銀杏外種皮中酚酸性成分進行抑菌試驗，結果發現，對水稻紋枯病和番茄青枯病菌均有明顯的抑製作用，然而目前國內外尚沒有很好的農藥及其他防治這兩種病害的方法。

（6）據顧學裘介紹，應用銀杏種皮開發的生物農藥噴灑在桑葉上能促進蠶的生長，提高出絲率。

山東沂源縣銀杏研究所，利用銀杏外種皮浸提液防治菜青蟲試驗，結果表明殺蟲率高，持效期長，無殘留，是一種無污染的新型農藥。

中國銀杏葉和銀杏外種皮資源十分豐富。據初步統計全國每年可產銀杏乾外種皮和銀杏乾葉各約 2 萬噸，資源豐富，特別適用於廣大銀杏產區群眾就地取材，自製後用於防治蔬菜、農作物和果樹病蟲害，既安全，又經濟，可以廣泛開發利用。

此外，銀杏外種皮經過脫除毒性後，可以粉碎作為飼料添加劑，做到綜合利用。

（三）銀杏驅蟲製品的開發利用

銀杏葉中所含 6- 鏈烯基水楊酸、反式 -3，5，6，8$_\alpha$ -四氫 -2，5，5，-8$_\alpha$四甲基 -2H-1- 苯丙吡喃（ Edulan 1），為無色或淡黃色的透明油狀液體，具有強烈的驅蟲活性，且使用安全。

對蚊子、蟑螂、蒼蠅、壁虱、虻、跳蚤、臭蟲、蠓等

衛生害蟲和吸血害蟲，對袋衣蛾、幕衣蛾等衣料蛀蟲，對擬赤穀盜、米象等糧食害蟲，對螞蟻、白蟻、黃蜂、蜻蛉、蛐蛐、蜈蚣等令人生厭的害蟲均有驅蟲作用。

Edulan 1 可與載體、各種添加劑製成不同的劑型。在液劑中含量宜為 5%～40%；在固體劑型中含量在 2%～20%；在塗布劑中，每平方厘米塗布 0.0005 mg 以上；在室內放置固體藥劑時，每立方米空間用量為 0.5 mg 以上。

也可將該成分固定在合成樹脂片材、紙、布、無紡布、金屬箔、木板等基材上。固定方法可以是塗布、浸漬、混煉、滴加等。

上述化合物提取方法：取鮮銀杏葉 5 kg 加入 20 L 甲醇，回流 4 小時，濾液濃縮，可得提取物 270 g。（日）松木武，用此提取物進行驅蟲試驗，分別取得了 87%～98% 的驅蟲效果。其驅蟲方法介紹如下。

（1）驅蟲片：3 份 Edulan 1、1 份二氧化矽、96 份環十二烷。每片重 10 g。

（2）驅蟲氣霧劑：10 份 Edulan 1、香料微量、乙基溶解劑 20 ml、煤油 130 ml、液化石油氣—乙醚（50：50）混合液 150 ml。

（3）驅蟲塗布劑：5 g Edulan 1、硝基纖維素 25 g、稀釋劑 25 g、鄰苯二甲酸二丁酯 2 g。

（4）驅蟲油劑：5 g Edulan 1、乙基溶纖劑 20 g、煤油 75 ml。

（5）驅蟲乳劑：5 g Edulan 1、聚氧乙烯油醚（ISEO）10 g、水 85 ml。

（6）驅蟲液劑：10 份 Edulan 1、丙二醇 5 g、肉豆蔻

酸異丙酯 2 g、精製水 15 ml、乙醇 68 ml、香料微量。

（7）無紡布浸漬劑：5 g Edulan 1、N-（2- 基己基 – 二環 -〔2，2，1〕-5- 庚烯 -2，3- 二羧酰亞胺）（增效劑）5 g、正己烷 1 L、無紡布（厚 0.3 mm）1 m²。將無紡布浸漬在藥液中，乾燥後即成，內含藥液 30 g。

（8）木板浸漬劑：6 份 Edulan 1、2，4，6- 三異丙基 -1，3，5- 三惡烷 94 份、桐木板（15 cm × 150 cm × 2 cm）一塊。將上述成分混合後，在約 90℃ 條件下加熱溶解，把桐木板浸漬在所得藥液中，於 15 kg / cm² 的壓力下加壓處理，使藥液滲進木板中，滲入的藥液量約佔木板重量的 25%。

（四）水果加工新的天然添加劑

水果一般難以儲存，常常需加工成耐儲存食品，而在加工過程中如清洗、去核、打漿維生素 C 極易被氧化，失去活性，損失嚴重，一般損失在 50% 左右。迄今為止尚無合適水果加工中既減少維生素 C 損失，又不改變原色和營養成分的有效辦法。

宮霞等對銀杏葉提取物在草莓、櫻桃加工中控制維生素 C 損失的研究結果表明，加入 0.02%～0.03% 的銀杏葉提取物能有效地控制草莓、櫻桃果實加工中維生素 C 的損失，使維生素 C 保存率分別提高 52.19%～72.47% 和 42.85%～65.78%，銀杏葉提取物抗氧化作用保護了維生素 C 免受破壞，從而提高了食品中維生素 C 的含量及其質量。因此，銀杏葉提取物這種天然抗氧化劑，是食品加工中具有廣闊發展前景的新型添加劑。

（五）銀杏葉渣的利用

銀杏葉提取後葉渣過去均作為廢物拋掉，其實利用價值很高，目前，有關單位試驗，用銀杏葉渣栽培平菇與棉籽殼一樣能獲得高產。

同時用葉的殘渣還可分離葉綠素，制取葉綠素銅鈉鹽，用作食品、飲料和醫藥等方面著色劑。銀杏葉渣還可製成具有廣譜殺蟲、兼有迅效有機肥作用的生物農藥，對蚜蟲、菜青蟲、韭菜地蛆、刺蛾幼蟲等防治效果達80%以上。

（六）銀杏是優良的用材樹種

歷史上銀杏木材十分珍貴，據鑒定，開封相國寺「效手效眼佛」是銀杏木雕做的。宋代皇帝的坐椅，元代大臣早朝手持的朝笏均為銀杏木材做成。群眾榮稱銀杏木材為「銀香木」，只有富豪之家才做得起銀杏家具。

銀杏木材質地優良，結構細而均勻，紋理通直，創面光滑，有光澤，纖維富有彈性，膠著力大，耐腐蝕，易加工，不翹不裂，膨縮性少，不變形，是雕刻和制造高級文具、圖板、家具等優良木材。

銀杏木材具有共鳴性、導音性和彈性是製作樂器的理想用材，也是 X 光線機散光板、紡織印染滾、膠合板、室內裝修之良材。

銀杏木材的許多細胞內含有草酸鈣結晶晶簇。它可以抑制某些腐生菌的活動，所以本身具有防腐作用。但銀杏木材抗白蟻蛀食能力差（3 級）。木材室外完好值為82%，室

內完好值只有 45%。這可能與銀杏木材含有大量甘露聚糖（7.06%）和半乳聚糖（1.87%），白蟻喜食有關。

（七）銀杏是優良的綠化美化樹種

銀杏枝葉繁茂，葉形奇特，樹勢雄偉挺拔，樹冠巍峨，秀雅青翠，生機勃勃，超然灑脫，春夏翠綠，深秋金黃，壽命長，病蟲害少，並具有抗污染、抗煙塵、抗核輻射、生命力強等優點被廣泛用作庭園、行道和園林綠化樹種栽培。在歷史上，我國的名山大川。古剎寺庵、旅遊勝地無不有歷盡滄桑、高擎雲天的銀杏樹。

中國有不少城市的街道用銀杏命名。如山東的煙臺市、萊陽市、泰安市等。而成都市、丹東市、東臺市、安陸市、榮成市，先後都將銀杏定為「市樹」。

在國外的許多城市中，都廣泛採用銀杏裝飾市容，或栽於街道，或栽植公園，日本人對銀杏有著特殊的喜愛，1982 年，對 229 個主要城市調查，銀杏樹佔比例最大。另外，法國、朝鮮、美國等 10 多個國家都有「銀杏街」。

銀杏是速生豐產、農田防護、林糧間作的優良樹種。銀杏根系發達，抗風能力強，在江蘇大豐縣、如東縣，浙江寧波市，被用營造沿海防風林，發揮了強大的防護效益。銀杏在山東、江蘇等產區，常與糧食與蔬菜作物間作。由於能保護農田、改善生態環境，使糧食產量提高 10%～15%。因此，銀杏是目前集經濟效益、生態效益和社會效益為一體的高效益樹種。

主要參考文獻

1. 郭善基，主編‧中國果樹志‧銀杏卷‧北京：中國林業出版社，1993

2. 宛志滬，蔡其武‧銀杏‧北京：中國中醫藥出版社，2001

3. 李定梅‧中國銀杏產業發展現狀及前景‧北京1997銀杏國際研討會論文集，1997

4. 李萃，等‧中國古代食品保健的歷史淵源探討‧食品科學，1995，16（4）：61

5. 傅豐永，等‧白果化學成分的研究‧化學學報，1962，2（1）：52

6. 陳仲良‧銀杏提取物化學成分和製劑的質量‧中國藥學雜誌，1996，31（6）：326

7. 錢驊，等‧銀杏內酯研究概況‧中國野生植物資源，1995，（1）7

8. 邢世岩，等‧銀杏花粉黃酮含量測試分析報告‧東林業科技，1998，（3）

9. 包宏，等‧銀杏花粉化學成分初步研究‧南京林業大學學報，1997，23（4）：56

10. 陳仲良，等‧銀杏葉中抗老年痴呆的活性成分，世界藥品信息，2001，2（1）：39～41；53

11. 中國醫藥大學，主編‧中藥辭海（第一卷）‧北京：中國醫藥科技出版社，1999

12. 李宇彬主編‧抗癌中藥藥理與應用‧哈爾濱：黑龍江科學

技術出版社，2004

13. 江蘇新醫學院編・中藥大辭典・上海：上海科學技術出版社，1986

14. 雷載權，等・中華臨床中藥學（上、下冊）・北京：人民衛生出版社，1998

15. 國家醫藥管理局，中華本草編委會・中華本草（2）・上海：上海科學技術出版社，1999

16. 魏清・銀杏葉的藥理與臨床・實用醫學進修雜誌，1999，27（2）：27

17. 高磨，等・聚異戊烯醇的藥理學研究・日本公開特許公報，1986

18. 宮霞，等・銀杏葉提取物抑菌作用的研究・食品科學，1999，（9）：54

19. 謝培山・銀杏葉標準提取物 Egb761 及銀杏葉製劑的質量評價（待續）・中國中藥雜誌，1999，24（1）：3

20. 張衛明，等・銀杏種仁保健功能的研究・北京 1997 銀杏國際研討會論文集，1997

21. 何美霞，等・銀杏果袋泡茶抗自由基及改善微循環作用試驗研究・中國中醫藥科技，1997，4（2）：91-92

22. 王谷生主編・中藥藥理與應用・北京：人民衛生出版社，1983

23. 王道生，等・銀杏咳嗽製劑的藥理研究・中成藥研究・1986；11：27

24. 顧維戎，等・銀杏外種皮對心血管的藥理作用・南京醫學院學報，1989，9（2）：129

25. 許麗麗，等・銀杏甲素的抗炎作用・揚州醫學院學報，1992，4（1）：19

26. 顧維戎，等·銀杏外種皮的抗疲勞和抗衰老作用·江蘇中醫，1989，（8）：32

27. 程鵬·銀杏外種皮成分和藥效學的試驗研究，北京 1997 銀杏國際研討會論文集

28. 李秀英，主編·有毒中藥鑒別，炮製與保管·北京：科學技術文獻出版社，2000

29. 紀雲晶，主編·實用毒理手冊·北京：環境科學出版社，1991

30. 朱亞峰·中藥中成藥解毒手冊·北京：人民軍醫出版社，1991

31. 楊倉良，主編·毒藥本草·北京：中國中醫藥出版社，1993

32. 易鴻匹·研究白果毒性之初步報告·上海第一醫學院學報，1957，（1）：39

33. 國家藥典委員會·中華人民共和國藥典·北京：化學工業出版社，2000 版一部

34. 中華人民共和國衛生部·保健食品管理辦法·1996

35. 中華人民共和國衛生部·關於進一步規範保健食品原料管理的通知·2002 年 3 月 1 日

36. 顧學裘，主編·銀杏藥理學研究與臨床開發·北京：中國醫藥科技出版社，2004

37. 黨毅，等主編·中藥保健食品研製開發·北京：人民出版社，2003

38. 李維林，等，主編·藥用植物研究與中藥現代化·南京：東南大學出版社，2004

39. 楊倉良，等·劇毒中藥古今用·北京：中國醫藥科技出版社，1991

40. 彭銘泉，主編・中國藥膳學・北京：人民衛生出版社，1985

41. 苗明三主編・食療中藥藥物學・北京：科學出版社，2001

42. 陳泗傳主編・果蔬療法大全・上海：上海科學技術文獻出版社，1997

43. 潭興貴，等・百病食療方・濟南：山東科學技術出版社，2000

44. 李秀美，等，主編・中國藥膳精選・北京：人民軍醫出版社，2005

45. 梁立興，編著・中國當代銀杏大全・北京：北京農業大學出版社，1993

46. 朱義國，等，主編・食療藥膳佳品大全・北京：人民軍醫出版社，2001

47. 陳根方，主編・秘方中華藥膳寶典・北京：中國人口出版社，2005

48. 邱保國，等，編著・食療養生與保健食品・鄭州：中原農民出版社，1999

49. 金福男，編著・古今奇方・延邊：延邊人民出版社，1999

50. 江天，編著・食物相剋與飲食宜忌・北京：中國華僑出版社，2004

51. 孟仲發，等，主編・中華現代藥膳食療手冊・上海：上海科學技術普及出版社，2003

52. 冷南方，主編・中華臨床藥膳食療學・北京：人民衛生出版社，2000

53. 邱保國，等，編著・食療養生與保健食品・鄭州：中原農民出版社，1999

54. 田后謀，編著・果品食療健身指南・北京：農業出版社，

311

1998 年 1 月第 2 次印刷

55. 仇志榮，編著·果蔬營養與藥用·北京：旅遊出版社，1998

56. 溫輝梁·保健食品加工技術與配方·南昌：江西科學技術出版社，2004

57. 趙伯濤·等·銀杏葉飲料的營養與功能研究·中國野生植物資，1995，（1）19

58. 莊中民，等·白果、紅果複合汁的研製·食品工業科技，1997，（4）：8

59. 盧紅梅，等·銀杏葉發酵飲料的研製·食品工業科技工藝技術，2005，（8）：110

60. 李文亮，等·千家妙方·北京：解放軍出版社，2005

61. 李宇星，等·銀杏葉浸泡劑治療小兒腹瀉 56 例·浙江中醫雜誌，1998

62. 梁立興·開發銀杏茶前景廣闊·林業科技開發，1996，（4）：55

63. 梁立興·銀杏葉保健茶的研製·食品研究與開發，1996，（1）：36

64. 馬世宏·論銀杏葉保健食品的質量控制·中國野生植物資源，1995，（1）39–41

銀杏藥用保健美容良方

導引養生功

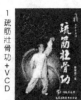
1 疏筋壯骨功＋VCD
定價350元

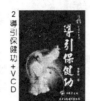
2 導引保健功＋VCD
定價350元

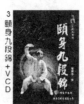
3 頤身九段錦＋VCD
定價350元

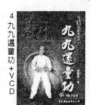
4 九九還童功＋VCD
定價350元

5 舒心平血功＋VCD
定價350元

6 益氣養肺功＋VCD
定價350元

7 養生太極扇＋VCD
定價350元

8 養生太極棒＋VCD
定價350元

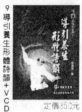
9 導引養生形體詩韻＋VCD
定價350元

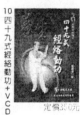
10 四十九式經絡動功＋VCD
定價350元

張廣德養生著作　每冊定價350元

全系列為彩色圖解附教學光碟

輕鬆學武術

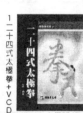
1 二十四式太極拳＋VCD
定價250元

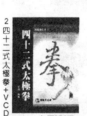
2 四十二式太極拳＋VCD
定價250元

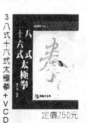
3 八式十六式太極拳＋VCD
定價250元

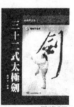
4 三十二式太極劍＋VCD
定價250元

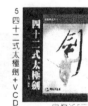
5 四十二式太極劍＋VCD
定價250元

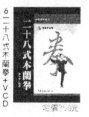
6 二十八式木蘭拳＋VCD
定價250元

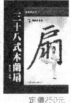
7 三十八式木蘭扇＋VCD
定價250元

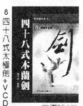
8 四十八式太極劍＋VCD
定價250元

彩色圖解太極武術

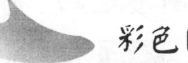

1 太極功夫扇

定價220元

2 武當太極劍

定價220元

3 楊式太極劍

定價220元

4 楊式太極刀

定價220元

5 二十四式太極拳+VCD
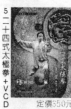
定價350元

6 三十二式太極劍+VCD
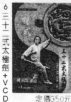
定價350元

7 四十二式太極劍+VCD
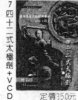
定價350元

8 四十二式太極拳+VCD
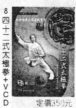
定價350元

9 楊式十六式太極劍

定價350元

10 楊氏二十八式太極拳+VCD
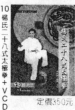
定價350元

11 楊式太極拳四十式+VCD

定價350元

12 陳式太極拳五十六式+VCD

定價350元

13 吳式太極拳五十六式+VCD

定價350元

14 精簡陳式太極拳八十六式

定價220元

15 精簡吳式太極拳架·推手三十六式
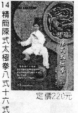
定價220元

16 夕陽美功夫扇
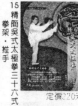
定價220元

17 綜合四十八式太極拳+VCD

定價350元

18 三十二式太極拳 四段
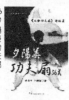
定價220元

19 楊式三十七式太極拳+VCD
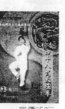
定價350元

20 楊氏五十一式太極劍+VCD
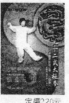
定價350元

21 嫡傳楊家太極拳精練二十八式
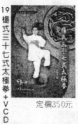
定價220元

22 嫡傳楊家太極劍五十一式
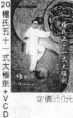
定價220元

23 嫡傳楊家太極刀十三式
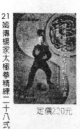
定價220元

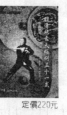

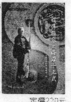

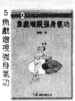

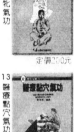

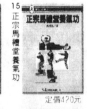

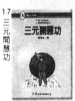

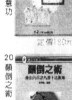

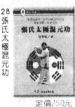
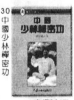

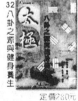

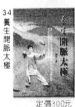
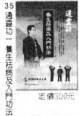

太極跤

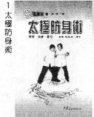

1 太極防身術
定價300元

2 擒拿術
定價280元

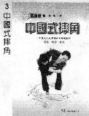

3 中國式摔角
定價350元

簡化太極拳

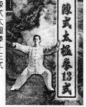

1 陳式太極拳十三式
定價200元

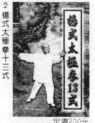

2 楊式太極拳十三式
定價200元

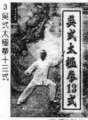

3 吳式太極拳十三式
定價200元

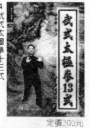

4 武式太極拳十三式
定價200元

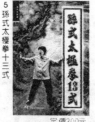

5 孫式太極拳十三式
定價200元

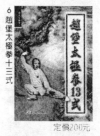

6 趙堡太極拳十三式
定價200元

原地太極拳

1 原地綜合太極二十四式
定價220元

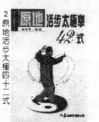

2 原地活步太極四十二式
定價200元

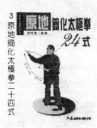

3 原地簡化太極拳二十四式
定價200元

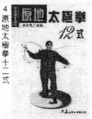

4 原地太極拳十二式
定價200元

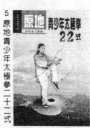

5 原地青少年太極拳二十二式
定價220元

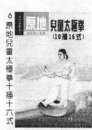

6 原地兒童太極拳十種十六式
定價180元

健康加油站

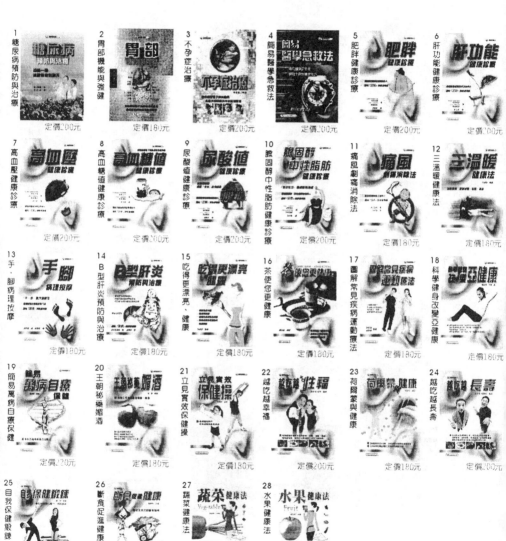

1 糖尿病預防與治療 定價200元	2 胃部機能與強健 定價180元	3 不孕症治療 定價200元	4 簡易醫學急救法 定價200元	5 肥胖健康診療 定價200元	6 肝功能健康診療 定價200元
7 高血壓健康診療 定價200元	8 高血糖值健康診療 定價200元	9 尿酸值健康診療 定價200元	10 膽固醇中性脂肪健康診療 定價200元	11 痛風劇痛消除法 定價180元	12 三溫暖健康法 定價180元
13 手‧腳病理按摩 定價180元	14 B型肝炎預防與治療 定價180元	15 吃得更漂亮健康 定價180元	16 茶使您更健康 定價180元	17 團牌常見疾病運動療法 定價180元	18 科學健身改變亞健康 定價180元
19 簡易萬病自療保健 定價220元	20 王朝秘藥媚酒 定價180元	21 立見實效保健操 定價130元	22 越吃越幸福 定價200元	23 荷爾蒙與健康 定價180元	24 越吃越長壽 定價200元
25 自我保健鍛鍊 定價180元	26 斷食促進健康 定價180元	27 蔬菜健康法 定價200元	28 水果健康法 定價200元		

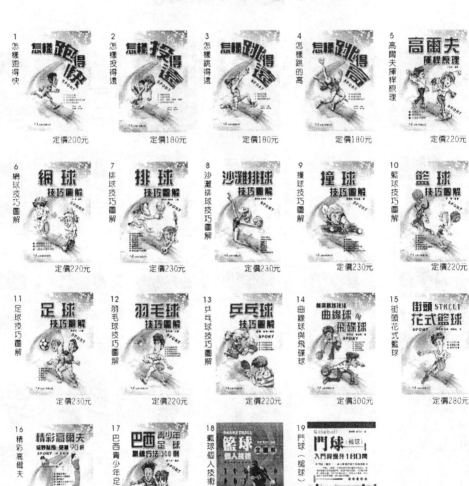

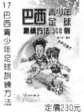
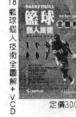
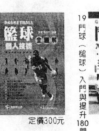
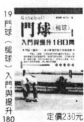

快樂健美站

1 柔力健身球
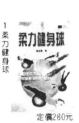
柔力健身球
定價280元

2 自行車健康瘦
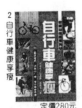
自行車健康瘦
定價280元

3 跑步鍛鍊走路減肥
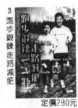
定價280元

4 創造健康的肌力訓練
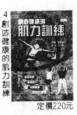
定價220元

5 舒適超級伸展體操
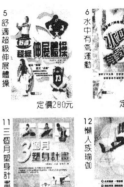
定價280元

6 水中有氧運動
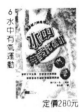
定價280元

7 雕塑完美身材
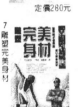
定價280元

8 創造超級兒童
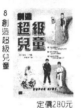
定價280元

9 使頭腦變聰明
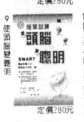
定價280元

10 防止老化的身體改造訓練
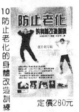
定價280元

11 三個月塑身計畫
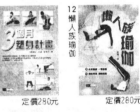
定價280元

12 懶人族瑜伽
定價280元

13 忙裡偷閒練瑜伽基礎篇
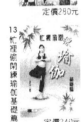
定價240元

14 忙裡偷閒練瑜伽祛病養生篇
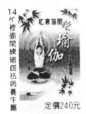
定價240元

15 健身跑激發身體的潛能
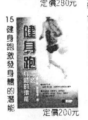
定價200元

16 中華鐵球健身操
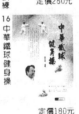
定價180元

17 彼拉提斯健身寶典
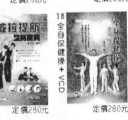
定價280元

18 全身保健操＋VCD
定價280元

19 瑜伽美姿美容
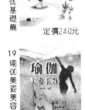
定價180元

20 豐胸做自信女人
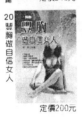
定價200元

21 輕鬆瑜伽治百病
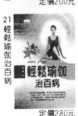
定價280元

22 瑜伽秀體小品
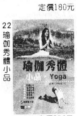
定價280元

23 熱舞瘦身
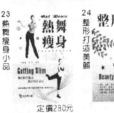
定價280元

24 整形打造美麗
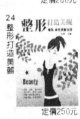
定價250元

國家圖書館出版品預行編目資料

銀杏藥用保健美容良方 / 蔡其武　蔡薈梅　編著
　　——初版，——臺北市，大展，2009〔民 98 . 03〕
　　面；21 公分，——（中醫保健站；20）
　　ISBN　978 – 957 – 468 – 669 – 8（平裝）

1.銀杏目　2.食療　3.健康食品　4.美容
414 . 34　　　　　　　　　　　　　　98000205

銀杏藥用保健美容良方　ISBN 978 – 957 – 468 – 669 – 8

編　　著／蔡 其 武　蔡 薈 梅
責任編輯／劉 三 珊
發 行 人／蔡 森 明
出 版 者／大展出版社有限公司
社　　址／台北市北投區（石牌）致遠一路 2 段 12 巷 1 號
電　　話／（02）28236031・28236033・28233123
傳　　眞／（02）28272069
郵政劃撥／01669551
網　　址／www.dah-jaan.com.tw
E - mail ／ service@dah-jaan.com.tw
登 記 證／局版臺業字第 2171 號
承 印 者／傳興印刷有限公司
裝　　訂／建鑫裝訂有限公司
排 版 者／弘益電腦排版有限公司
授 權 者／安徽科學技術出版社
初版 1 刷／2009 年（民 98 年）3 月

定　價／280 元

●本書若有破損、缺頁請寄回本社更換●

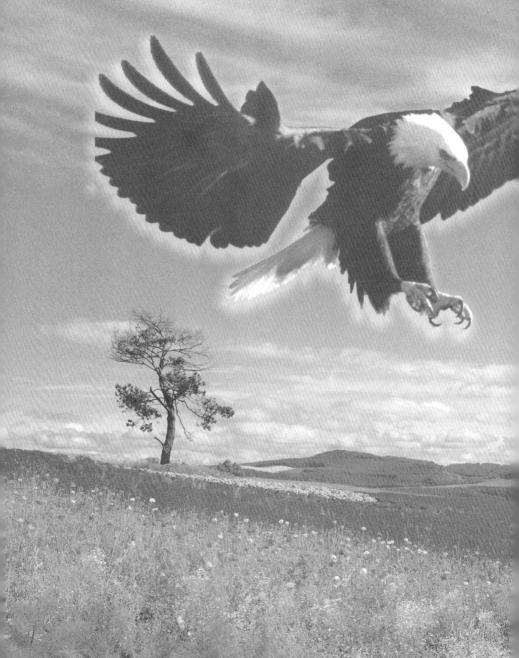
大展好書　好書大展
品嘗好書　冠群可期